Docteur CHARIER (Angers)
CHIRURGIEN A L'HOTEL-DIEU
(Service des Enfants)

I

CORSET ET CYPHOSE

Le Choix d'un Corset chez les Enfants

II

ÉTUDE sur les Mouvements de la Hanche

PRIX :
1 fr. 25

ANGERS
J. SIRAUDEAU
ÉDITEUR
1912

Docteur **CHARIER** (Angers)
CHIRURGIEN A L'HOTEL-DIEU
(Service des Enfants)

I

Corset et Cyphose
Le Choix d'un Corset chez les Enfants

II

Recherches sur les Mouvements de la Hanche

ANGERS
J. SIRAUDEAU, Éditeur
1912

I

Corset et Cyphose

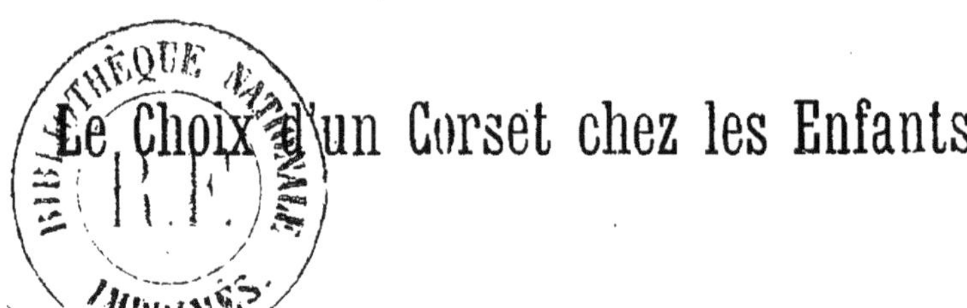

Le Choix d'un Corset chez les Enfants

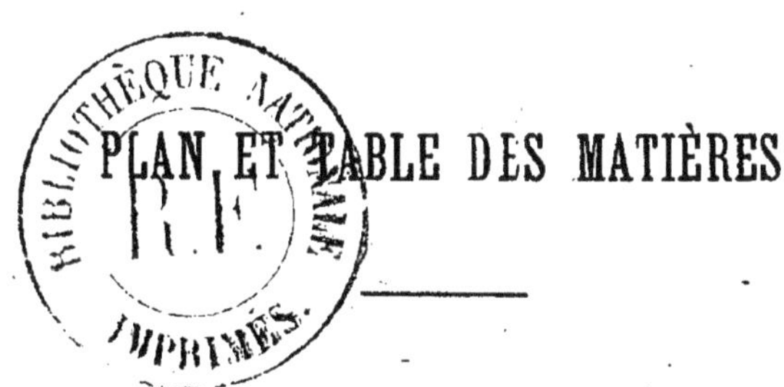

PLAN ET TABLE DES MATIÈRES

NOTE. — Un certain nombre de figures publiées dans cet article sont originales. J'ai pris les autres un peu partout : traités d'orthopédie, catalogues divers, etc. J'ai même pris l'une d'elles dans un journal de mode.

(*Note de l'Auteur*).

I. — Aspect d'un enfant ayant un début de Cyphose

Nombreux sont les enfants qu'on nous amène parce que, nous disent les parents, ils ont « la poitrine rentrée » (*fig. 1*).

En regardant l'enfant en avant on voit : l'aplatissement de la poitrine dans le sens antéro-postérieur, la projection des épaules en avant, le raccourcissement des pectoraux.

Regardant en arrière on voit : l'écartement des omoplates, l'allongement des muscles dont le rôle est de maintenir l'omoplate rapprochée de la colonne vertébrale. Ces muscles sont le trapèze, le rhomboïde, le grand dorsal par l'intermédiaire de l'humérus.

Regardant de côté on voit presque toujours la colonne vertébrale courbée en cyphose ; en tous cas, si la cyphose n'existe pas encore la projection des épaules en avant en est le premier degré (1).

Les enfants qui ont la poitrine rentrée n'ont pas tous le même type.

Les uns sont de grands enfants, trop grands pour leur âge (*fig. 2*). Ils ont trop poussé en hauteur, pas

(1) Cyphose et dos rond sont deux états différents qu'il convient de séparer dans les traités de chirurgie orthopédique. Mais comme les enfants à dos rond sont en même temps des cyphotiques, je réunis ici les deux déviations dans une même description. Il en sera ainsi dans tout le cours de cette étude. J'emploierai indifféremment l'une ou l'autre expression.

PL. I

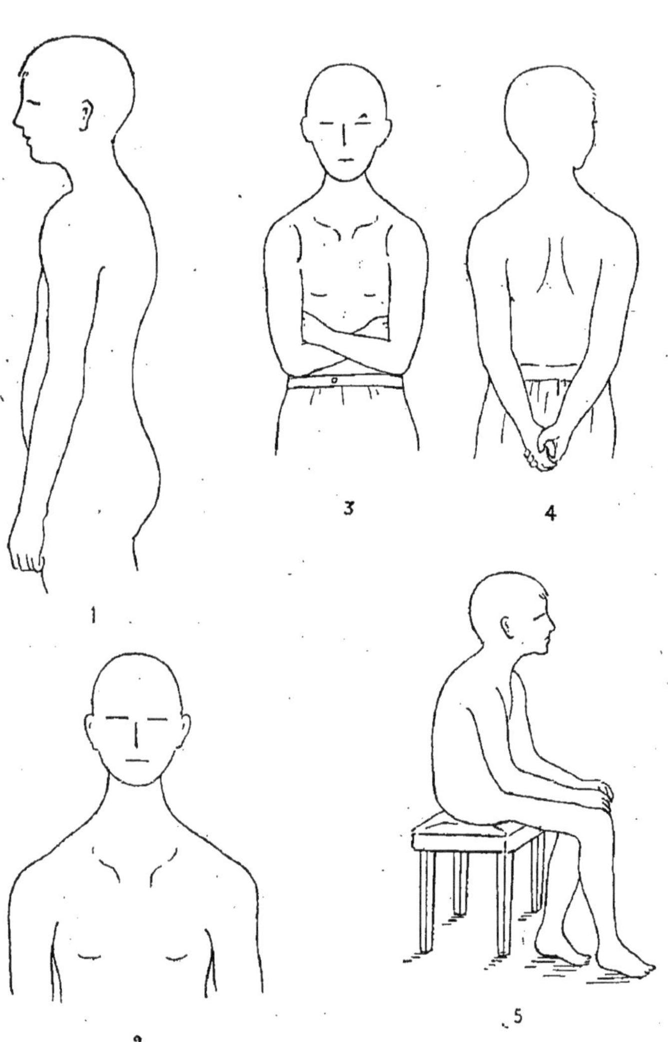

PLANCHE I

Fig. 1. — Aspect d'un enfant ayant la poitrine aplatie d'avant en arrière. Les épaules sont projetées en avant, les omoplates écartées de la colonne vertébrale. Cyphose au début.

Fig. 2. — Jeune homme trop grand pour son âge. Epaules tombantes et portées en avant.

Fig. 3 — Bras croisés en avant Attitude défectueuse. Gêne de la respiration. Aplatissement progressif de la poitrine.

Fig. 4. — Attitude mains croisées en arrière. Bonne attitude ; elle rapproche les omoplates l'une de l'autre et fait bomber la poitrine.

Fig. 5. — Attitude affaissée en cyphose totale (Nageotte). C'est l'attitude que prend l'enfant pour se reposer quand il n'a pas la possibilité de s'appuyer le dos. Inutile de répéter à l'enfant le mot si souvent employé : Tenez-vous droit ! il ne le peut pas.

assez en épaisseur ; leur musculature est trop faible pour des leviers osseux trop longs.

D'autres sont petits, délicats, maigriots, insuffisamment développés.

Quelques-uns, les plus rares, sont gros et courts. Ils ont le cou rentré dans les épaules.

Un certain nombre sont normalement développés à part leur déviation.

II. — Causes de la déviation

Les causes susceptibles de produire l'aplatissement de la poitrine et la projection des épaules en avant sont nombreuses (1).

Bien que le corset soit la seule que j'étudie ici, j'en profiterai pour dire un mot de coutumes anciennes et défectueuses existant encore dans quelques écoles.

Attitude les bras croisés. — Pour que les enfants restent tranquilles on leur fait tenir les bras croisés (*fig. 3*). Cette attitude, jointe à l'attitude courbée en avant pour l'écriture ou la lecture, produit rapidement la cyphose, quelquefois en 18 mois ; le traite-

(1) Santé délicate, — troubles de la respiration par végétations adénoïdes ou hypertrophie des amygdales, — attitude courbée en avant pour écriture, lecture, couture, — enfin toutes causes produisant la cyphose. Je rappelle que chez le cyphotique le poumon a d'autant moins d'espace pour respirer que la poitrine est plus plate.

ment est d'autant plus difficile que l'enfant, continuant à aller à l'école, reprend chaque jour, pour un temps, la mauvaise attitude cause de la déviation.

Dans quelques écoles on dit aux enfants de croiser les mains en arrière (*fig. 4*). Cette position est très favorable, elle fait bomber la poitrine et rapproche les omoplates de la colonne vertébrale.

Un de mes amis, ayant voyagé en Allemagne, me disait que cette attitude, moins croisées en arrière, est classique dans les écoles de ce pays; il a même remarqué que beaucoup d'adultes, hommes et femmes, la prennent instinctivement en causant entre eux. Les femmes du Tyrol joignent les mains derrière le dos pour chanter. Il est probable que cette coutume chez les adultes résulte de l'habitude prise à l'école.

Attitude de repos en position affaissée (*fig. 5*). — Dans les écoles dont le mobilier est récent les bancs ont un dossier. Dans d'autres écoles les tables sont disposées les unes derrière les autres de façon que l'enfant puisse s'appuyer à la table qui est derrière lui. Tout cela est très bien; il est fatiguant, pour un enfant, de garder l'attitude droite sans appui.

S'il ne peut pas s'appuyer il prend la position affaissée en cyphose totale avec tous ses inconvénients (*fig. 5*). Pour cette raison, il convient de supprimer des écoles les bancs sans dossiers, et de permettre aux enfants de s'appuyer le dos quand ils en ont la possibilité. En attendant que toutes les écoles soient pourvues de bancs avec dossiers, il faut laisser les enfants se reposer en appuyant les avant-bras sur la table.

Il est utile d'ajouter que pour se reposer, dos appuyé, en attitude correcte, l'enfant doit être *assis jusqu'au fond du siège.*

On ne peut pas demander aux maîtres de connaître tous ces détails ; mais il est des confrères chargés de l'inspection des écoles, il en est d'autres qui sont médecins ordinaires de pensions, lycées ou collèges. Si ces lignes leur tombent sous les yeux, je les prie de vouloir bien rappeler aux maîtres et maîtresses que l'attitude « bras croisés en avant » est défectueuse, et que les dossiers sont faits pour s'appuyer le dos.

III. — Quand et comment le corset produit-il soit primitivement la cyphose, soit d'abord la projection des épaules en avant et, ensuite, l'aplatissement de la poitrine et la cyphose.

Souvent plusieurs causes agissent en même temps : corset défectueux, santé délicate, mauvaise attitude. Mais le corset peut, à lui seul, produire la déviation.

Le corset produit primitivement la cyphose quand l'épaulette est trop courte. Jusqu'à 8 ou 9 ans les enfants, garçons et filles, ont des corsets avec épaulettes *(fig. 6 et suivantes)*. L'épaulette passe sur l'épaule comme sur une poulie. Si l'épaulette est trop tendue l'enfant se courbe en cyphose pour se soustraire à la pression. Si alors on découd l'attache antérieure de l'épaulette l'enfant se redresse ; de la sorte on montre aux parents que l'épaulette est trop courte de 2, 3, 4 et même jusqu'à 7 ou 8 centimètres. Le défaut de longueur d'épaulette est facile à corriger.

Le corset produit d'abord la projection des épaules en avant et, ensuite, l'aplatissement de la poitrine et la cyphose, quand le devant est trop étroit ou le dos trop large, (deux défauts ordinairement réunis).

Parlant de l'habillement des enfants Mme le Dr Nageotte dit ceci : La brassière doit être assez large de poitrine ; le mieux pour s'en rendre compte est d'adosser l'enfant contre un mur les deux bras en supination, ou les bras en croix. Si le devant est trop étroit on voit la brassière se tendre au point de faire sauter les boutons. Lorsque l'enfant a ainsi la poitrine comprimée par son corset, il réduit la respiration au minimum, la poitrine s'aplatit d'avant en arrière, l'enfant se voûte et projette les épaules en avant.

Quand le dos du corset est de largeur normale et que la coupe en est bonne, l'épaulette d'arrière est attachée près du milieu *(fig. 6)*. Mais si le dos du corset est trop large, soit que la coupe est défectueuse *(fig. 7)*, soit que le corset est mal ajusté *(fig. 8)*, l'épaulette d'arière est reportée en

PL. II

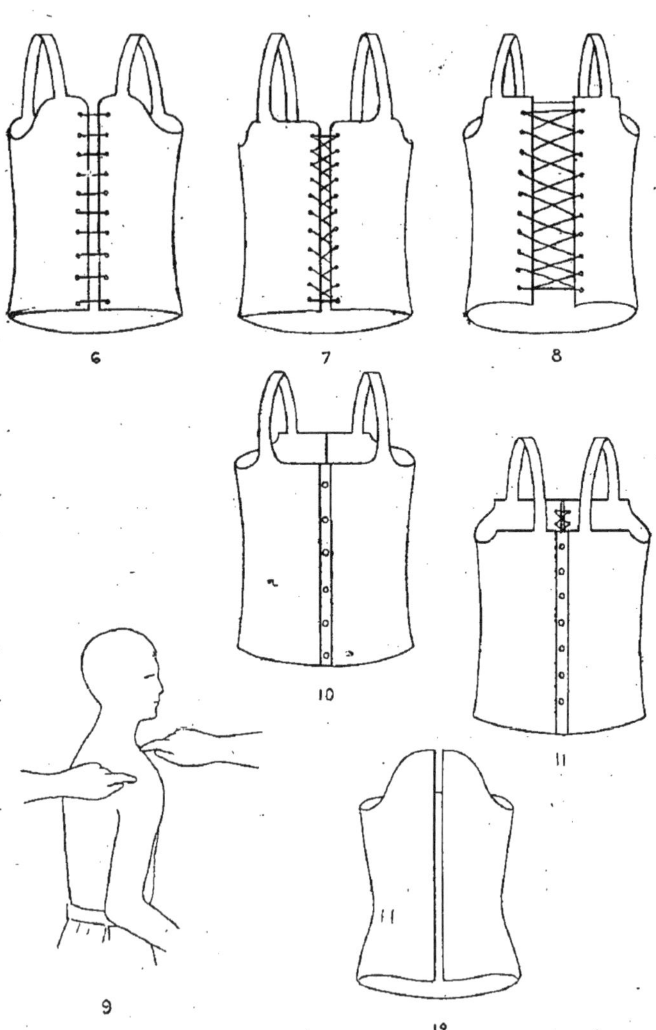

PLANCHE II

Fig. 6. — Corset satisfaisant vu en arrière. Le dos est peu large, l'épaulette d'arrière s'attache près de la ligne médiane. Le devant au contraire est large, l'épaulette d'avant s'attache au niveau de l'aisselle, l'enfant n'est pas gêné pour respirer.

Fig. 7 — Corset défectueux vu en arrière. Dos trop large ; l'épaulette attachée trop en dehors appuie sur l'épaule et la pousse en avant.

Fig. 8. — Corset mal ajusté. Le lacet n'étant pas serré à fond, l'épaulette d'arrière portée trop en dehors et la partie postérieure de l'emmanchure appuient sur l'épaule et la poussent en avant. Si le lacet était serré à fond l'épaulette et l'emmanchure seraient en bonne place.

Fig. 9. — Schéma montrant l'action d'un corset ou d'un vêtement dont l'épaulette ou l'arrière de l'emmanchure appuient sur l'épaule. Le doigt qui est sur le sternum est là comme point d'appui expérimental. Sous la légère pression du doigt postérieur la personne sur laquelle on appuie porte instinctivement l'épaule en avant. Voir le texte.

Fig. 10 et 11. — Comparer les deux figures. — *Figure 10 :* corset satisfaisant vu en avant. La poitrine est large, l'épaulette d'avant s'attache en dehors, devant le creux de l'aisselle. Le dos est étroit, l'épaulette d'arrière s'attache près du milieu. — *Figure 11 :* corset défectueux vu en avant ; l'épaulette d'avant s'attache trop au milieu. L'épaulette d'arrière s'attache trop en dehors.

Fig. 12. — Corset montant du dos et sans épaulettes, pour fillette de 8 à 15 ans. Satisfaisant si la portion montante du dos n'est pas trop large. Défectueux si elle appuie sur l'épaule ; dans ce dernier cas il faudrait évider l'emmanchure en arrière pour laisser les épaules revenir en bonne place.

dehors et appuie sur le moignon de l'épaule. Sous l'influence de cette pression, légère, il est vrai, mais continue, l'enfant porte l'épaule en avant. Au bout de quelques mois la déviation est constituée.

Regardons la figure 9, nous y verrons le mécanisme de cette déviation. Je mets un doigt sur le sternum pour faire point d'appui expérimental. Avec un doigt de l'autre main j'appuie en arrière sur l'épaule. Instinctivement la personne sur laquelle j'appuie se dérobe à la pression et porte l'épaule en avant. Ce mouvement est dû à la pression elle-même qui est une action mécanique et à la contraction des pectoraux qui est une action physiologique.

Si la pression dure plusieurs heures par jour, la déviation, passagère au début, devient permanente. Peu à peu se produisent le raccourcissement des muscles antérieurs (les pectoraux), et l'allongement des muscles postérieurs (trapèze, rhomboïde, grand dorsal). L'aplatissement de la poitrine et la cyphose viennent ensuite. Eh bien, l'épaulette d'arrière d'un corset trop large de dos n'agit pas autrement que le doigt postérieur de la figure 9.

L'extrémité antérieure de l'épaulette, dit Mme Nageotte, doit se fixer près de l'aiselle, tandis qu'on la voit communément sur le mamelon. A cette si juste remarque il convient d'ajouter : l'extrémité postérieure de l'épaulette doit, au contraire, se fixer près de la ligne médiane. Voir les explications des figures 10 et 11.

J'ai pris comme exemple le corset et j'ai montré

le rôle néfaste de l'épaulette postérieure attachée en mauvaise place, mais les mêmes considérations s'appliquent aussi bien à un corsage, à un veston ou à tout autre vêtement. Si en effet un corsage est trop large de dos, la partie postérieure de l'emmanchure appuie sur l'épaule comme l'épaulette du corset de tout à l'heure. Un corset montant du dos, tel que celui de la figure 12, produirait le même effet, bien que n'ayant pas d'épaulettes, s'il était trop large au niveau des épaules. Pour les garçons c'est souvent le gilet qu'il faut incriminer, l'emmanchure n'est pas assez évidée en arrière.

En résumé, les vêtements quels qu'ils soient, corsets avec ou sans épaulettes, cache-corsets, gilets, corsages, vestons, vêtements de garçons ou de filles doivent être larges de poitrine pour que l'enfant respire sans entrave, et pas trop larges de dos pour que les épaules soient naturellement et sans effort en attitude normale. J'ai présent à la mémoire plusieurs enfants dont j'ai fait modifier tous les vêtements, même les chemises.

IV. — Corsets pour enfants très jeunes

Quel corset conseiller à nos enfants ? La réponse est facile. Il convient de choisir un corset qui, tout en donnant à l'enfant un soutien suffisant ne gêne pas le fonctionnement de ses organes.

Une simple phrase n'étant pas assez précise pour guider médecins et mères de famille, je vais passer en revue les corsets les plus usuels, voir leurs qualités, leurs défauts, le moyen de les ajuster.

Les bébés portent des brassières. Une des plus répandue est celle représentée figures 13 et 14. Le devant *(fig. 13)* est de largeur invariable. Les pattes, entrecroisées en arrière, *(fig. 14)*, s'attachent de chaque côté à un bouton.

Ce corset est satisfaisant ou défectueux suivant qu'on sait ou qu'on ne sait pas s'en servir.

Quand l'enfant augmente de volume on a coutume d'élargir la brassière en reculant les boutons. On comprend combien il est préjudiciable d'agir ainsi. Reculer les boutons c'est élargir le dos; de la sorte la partie postérieure de l'emmanchure est ramenée plus en dehors; elle appuie sur l'épaule et la pousse en avant par le mécanisme déjà indiqué. Ainsi donc, il ne faut jamais reculer les boutons comme cela se fait presque toujours. Il faut ou changer le corset sitôt qu'il devient trop étroit ou élargir le devant en rapportant en son milieu une bande de quelques centimètres.

La figure 15 montre une brassière qui a deux inconvénients. D'abord l'épaulette antérieure s'attache trop près du milieu; ensuite le corset ne s'ouvrant qu'en arrière il est d'usage de lâcher le lacet quand le corset devient trop étroit. Inutile de répéter l'inconvénient de cette façon d'agir.

Le corset, ouvert en avant représenté figure 16,

est bien préférable. Le lacet doit toujours être serré à fond. On peut même coudre les deux bords postérieurs pour n'avoir pas la tentation d'élargir le corset en desserrant le lacet. Quand l'enfant grossit on élargit le devant en rapportant une bande de toile sur laquelle on fixe les boutons. Le résultat est excellent : pas de compression de la poitrine, pas de projection des épaules en avant, c'est parfait.

V. — Corsets pour enfants de 4 à 8 ans

La figure 17 montre un corset analogue à celui de la figure 13 pour enfants plus âgés. Il comporte les mêmes considérations.

Quand je vois un enfant atteint de projection des épaules en avant et porteur de ce corset, je démontre aux parents son action préjudiciable en procédant comme il suit : je le fais mettre, non pas à l'envers mais à rebours, c'est-à-dire les pattes entrecroisées en avant *(fig. 18)*. L'attitude des enfants change aussitôt, et les épaules reprennent leur attitude normale. Comparez les figures 17 et 18, vous verrez pourquoi. L'épaulette postérieure, en mauvaise position dans la figure 17, devient antérieure et en bonne position dans la figure 18. Même changement pour l'autre épaulette.

La figure 19 montre un corset analogue à celui de la figure 16 pour enfants plus âgés. Il en a toutes les qualités.

PL. III

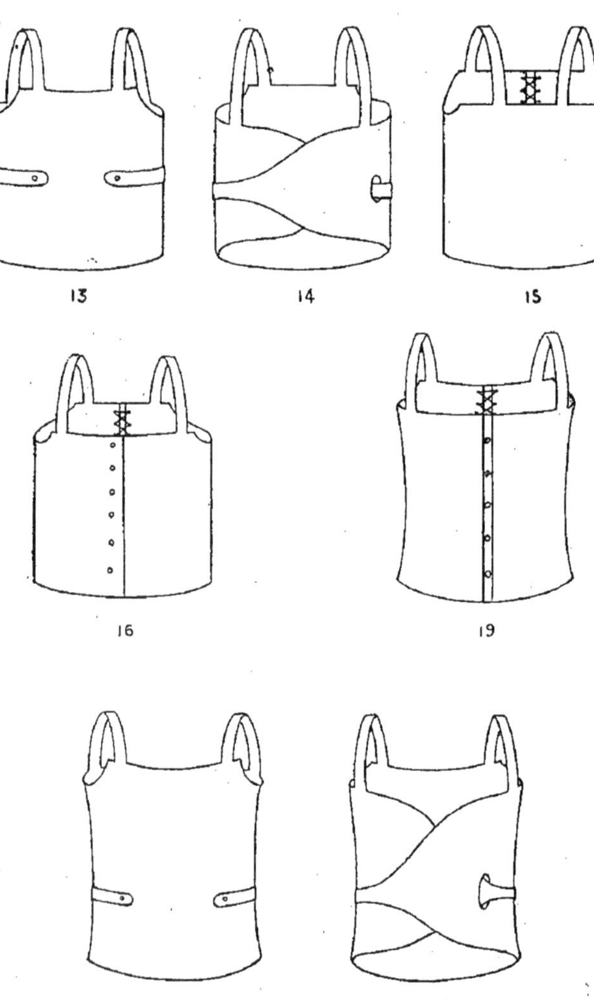

PLANCHE III

Fig. 13 et 14. — *Fig. 13 :* Brassière pour bébés vue en avant. — *Fig. 14 :* La même vue en arrière. Cette brassière s'élargit en rapportant en avant une bande de toile. Reculer les boutons serait élargir le dos sans élargir le devant.

Fig. 15. — L'épaulette antérieure est attachée trop près du milieu *(Voir le texte).*

Fig. 16. — Forme de brassière satisfaisante. Poitrine large, épaulette d'avant attachée en dehors, épaulette d'arrière attachée près du milieu, le lacet toujours serré à fond. Pour élargir la brassière rapporter en avant une bande de toile sur laquelle on fixe les boutons.

Fig. 17 et 18. — *Fig. 17 :* Corset analogue à celui de la fig. 13 pour enfants plus âgés ; mêmes considérations. — *Fig. 18 :* Le même. Ce que devient le devant du corset si l'enfant le revêt en sens inverse. L'épaulette d'arrière, en mauvaise position dans la fig. 17, devient antérieure et en bonne position dans la fig. 18. Changement analogue pour l'épaulette antérieure ; en mauvaise position dans la fig. 17 elle devient postérieure et en bonne position dans la fig. 18.

Fig. 19. — Corset analogue à celui de la fig. 16 pour enfants plus âgés. Mêmes avantages.

VI. — Corset pour fillettes de 7 à 14 ou 15 ans

Les fillettes de cet âge portent des corsets plus ou moins baleinés ; les variétés sont nombreuses.

L'un d'eux (*fig. 20* et *fig. 46*) est particulièrement recommandable. Il s'appelle *le Tuteur*, *le Spécial*, *le Maintien*, *le Moniteur*, suivant la maison qui le procure, mais c'est toujours, à peu de chose prêt, le même corset. Il existe en cinq tailles, avec plusieurs grandeurs dans chaque taille, suivant l'âge et la corpulence de l'enfant. La grande taille est pour les jeunes filles de 15 à 18 ans.

Ce corset soutient bien. Les buscs du devant sont souples. Ceux du dos sont plus rigides et montent haut entre les épaules. Il est indispensable de serrer le lacet à fond comme dans la figure 20. Si en effet les buscs du dos ne se joignent pas, le corset n'est pas ajusté : les hanches ne sont plus à leur place, mais surtout la portion montante entre les épaules devient trop large ; les points marqués 1 et 2 sur la figure 20 sont reportés en dehors, en 1′ et en 2′, comme il est indiqué sur la figure 21.

Il est des gens qui disent : le meilleur corset est de n'en pas avoir. Théoriquement en effet les jeunes filles devraient pouvoir s'en passer. En pratique, il n'en est pas ainsi. L'hérédité, la civilisation, l'existence plus raffinée, les habitudes et les coutumes, le fait d'occuper trop longtemps les enfants à l'étude, à la couture et aux soins du ménage, le manque d'air respirable et de lumière dans les villes, etc. etc... font que le système musculaire des jeunes filles est insuffisamment développé pour leur assurer une attitude normale sans soutien artificiel.

Mais la principale cause de cette insuffisance musculaire est l'ignorance où nous sommes, en France, de la gymnastique éducatrice et respiratoire.

Dans toutes les familles ont devrait consacrer chaque jour 20 minutes à faire exécuter aux enfants, garçons et filles, quelques mouvements appropriés à leur âge. Cela suffirait. Quelque surprenant que cela paraisse, ces 20 minutes ne sont pas faciles à trouver. Dans la classe ouvrière la mère est occupée aux soins du ménage ; si elle travaille à l'atelier, elle ne rentre chez elle que pour les repas. Dans la classe aisée les études sont la grande préoccupation, et les programmes sont si chargés, surtout pour les garçons, qu'il n'est pas possible de consacrer 20 minutes à la gymnastique sans prendre ce temps sur les récréations déjà trop courtes.

Pour toutes ces raisons nos fillettes ne peuvent guère se passer de corset. Quel que soit celui auquel on donne la préférence il faut le bien choisir: pas trop grand, l'enfant ballotterait et ne serait pas soutenu ; pas trop petit non plus ; assez large de poitrine ; pas trop large de dos ; montant en arrière si possible ; peu serré à la taille ; assez rigide sans l'être trop.

VII. — Corsets pour fillettes de 15 à 18 ans

A. Corsets sur mesure. — De 15 à 18 ans, le tour de taille, la hauteur du buste, la largeur des hanches, le développement de la poitrine, la forme du ventre sont si variables qu'il est difficile de trouver, en tout fait, un corset allant parfaitement bien. Le mieux est de s'adresser à une bonne corsetière. A cet âge il n'est pas encore question de ces corsets invraisemblables que la maman porte peut être mais qu'elle ne tolérerait pas à sa fille.

Que le corset soit fait sur mesure ou choisi en tout fait comme ceux dont je parlerai plus loin, voici les caractères généraux d'un corset pour jeune fille :

a) Dans son ensemble, il est bien ajusté, d'aplomb sur les hanches et sur les reins où il prend un solide point d'appui.

b) Le dos. — Les buscs du dos se joignent dans toute la hauteur, ou tout au moins sont à une petite distance l'un de l'autre. Cette distance, quand elle existe, est la même en haut, en bas, au milieu. Les corsets dont les buscs d'arrière laissent entre eux un intervalle de 5 à 6 centimètres soutiennent moins bien la colonne vertébrale.

Les buscs montent plus ou moins haut entre les épaules.

Le haut du corset est appliqué sur les omoplates, sans un pli, comme s'il était collé.

c) *Le devant du corset.* — Le devant est assez large pour ne pas gêner la respiration, même dans l'inspiration profonde et complète. A l'inverse du dos qui est collé sur les omoplates je dirais presque que le devant doit sembler trop large.

d) *La ceinture.* — La ceinture est ni trop serrée ni trop large. Le corset s'agrafe facilement sans lâcher le lacet.

e) *La portion abdominale.* — La portion abdominale du corset emboîte le ventre et les hanches. Elle n'abaisse pas le ventre comme beaucoup de corsets ordinaires dont je parlerai au prochain paragraphe. Elle ne l'aplatit pas comme certains corsets droits, qui, sous prétexte d'être droits, sont trop droits. Elle lui conserve sa forme, or, le ventre est rond ou plus exactement convexe en tous sens, de haut en bas et de droite à gauche.

Le corset doit soulever *légèrement* l'abdomen pour donner, par l'intermédiaire de la masse intestinale, un point d'appui au diaphragme et au thorax.

Soutenir le buste sans gêner ni les mouvements, ni la respiration, ni la digestion, tel est le résultat obtenu par un corset bien fait.

B. Corsets tout faits pour jeunes filles de 14 a 18 ans. — Mais tout le monde n'a pas une bonne corsetière sous la main. Dans ce cas il vaut mieux se contenter de ce qu'on trouve en tout fait.

Le choix d'un corset est chose délicate, et cependant ce ne sont pas les corsets qui manquent. Laissant

PL. IV

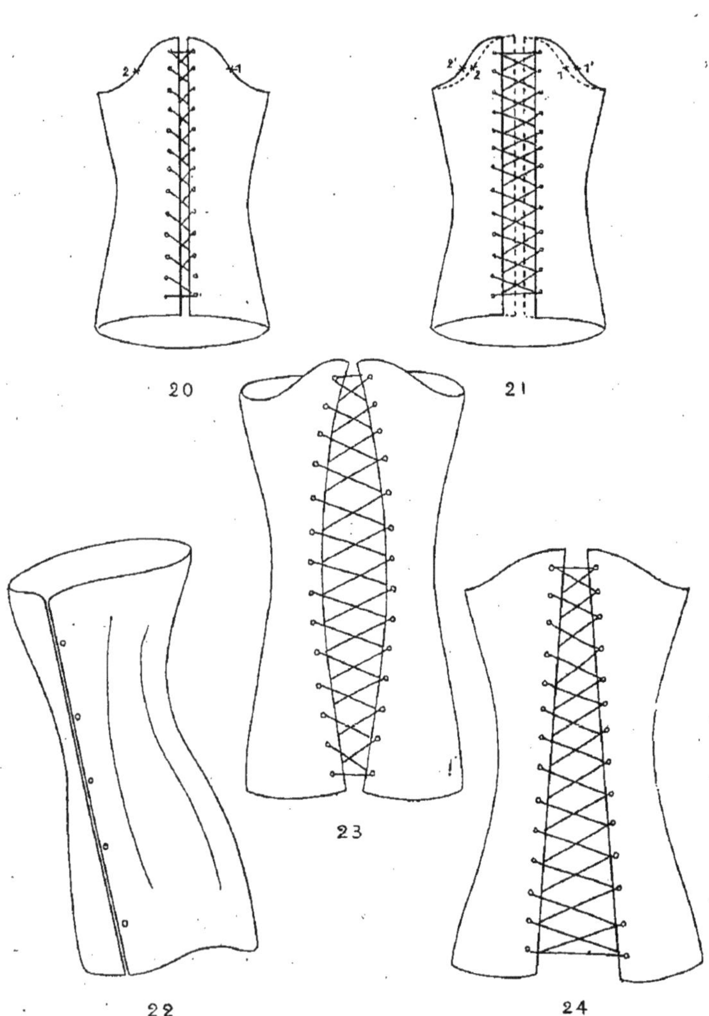

PLANCHE IV

Fig. 20. — Corset en fort coutil pour fillette de 7 à 14 ou 15 ans. Voir la description dans le texte. Le lacet serré à fond.

Fig 21 — Le même, quand le lacet n'est pas assez serré, les hanches ne sont plus en place, et la partie postérieure de l'emmanchure va appuyer sur l'épaule. Voir le texte.

Fig. 22. — Corset droit pour jeunes filles et jeunes femmes. — Satisfaisant, s'il n'est pas trop serré à la ceinture et s'il n'est pas trop droit. Le corset trop droit aplatit le ventre. Aplatir n'est pas soutenir.

Fig. 23 et 24. — Le précédent mal ajusté. Le corset a été choisi trop étroit de ceinture. La poitrine est comprimée et la taille n'est pas plus fine pour cela. A l'inverse de la figure 24, les buscs pourraient être plus rapprochés en bas qu'en haut; cela n'aurait pas le même inconvénient.

de côté les variétés, on peut dire que les corsets pour jeunes filles reviennent à deux types : le corset ordinaire et le corset droit.

Corset ordinaire. — Peu de chose à dire. La principale recommandation est de choisir un corset qui n'étrangle pas la taille. Souvent en effet le corset ordinaire est trop étroit de ceinture proportionnellement au tour de poitrine et à la circonférence du bassin. Si en plus la jeune fille veut faire taille fine, elle arrive à un degré de constriction incompatible avec la santé.

Les inconvénients d'un corset trop serré sont nombreux et bien connus ; du côté du tube digestif c'est la compression de l'estomac, la déformation du foie, l'abaissement des organes de l'abdomen avec leurs conséquences ; du côté de la respiration c'est la suppression d'une partie du champ respiratoire. Toute mère de famille doit veiller à ce que sa fille puisse agrafer son corset facilement sans lâcher le lacet.

Corset droit. — Depuis quelques années la mode est au corset droit *(fig 22.)* Voici le défaut le plus fréquent. Sous prétexte d'être droit, il est trop droit et alors, il n'abaisse pas le ventre comme le corset précédent, il l'aplatit. Ce n'est pas mieux.

A part cette remarque, en le choisissant assez large de ceinture et à condition de laisser de côté les variétés extraordinaires, le corset droit n'est pas mauvais.

Beaucoup de personnes recommandent de laisser

un espace de 6 à 8 centimètres entre les buscs du dos. Cela n'a pas d'importance pour les dames d'un certain âge. Pour les jeunes filles, il est préférable que les buscs se joignent ou à peu près, la colonne vertébrale est mieux soutenue.

Je vois fréquemment le corset droit lacé comme l'indiquent les figures 23 et 24. Cela tient à ce que le corset n'est pas en place et qu'il a été choisi trop étroit de ceinture. (La moitié supérieure du corset a subi un mouvement de bascule qui reporte l'ampleur en arrière. Je n'insiste pas parce qu'il faut être du métier pour comprendre la chose). Je dirai seulement qu'avec un corset plus large et mieux en place la jeune fille a la taille aussi mince, le ventre aussi bien dissimulé, et la poitrine plus à l'aise.

Corsets retouchés à la maison. — Vers 16 ou 18 ans beaucoup de jeunes filles ne peuvent pas trouver dans le tout fait un corset qui leur convienne même à peu près. Si le corset est ajusté de poitrine et des hanches, la ceinture est trop étroite ; si au contraire la ceinture est de bonne dimension, la jeune fille pourrait loger dans son corset un supplément de hanche ou de poitrine.

Comme d'autre part elle ne peut pas, pour diverses raisons, s'adresser à un corsetier que doit-elle faire ? Avant tout elle doit choisir un corset assez large de ceinture. Ensuite le retoucher, pincer ou élargir suivant les circonstances : pincer latéralement en bas et en avant; pincer latéralement en bas et en arrière, sur la fesse, pour ajuster la portion abdominale ; pincer le bord supérieur en haut et en arrière pour le plaquer sur les omoplates; pincer ou mettre un gousset à la poitrine; évider la partie postérieure de l'emmanchure; baisser le bord supérieur en avant et même casser le haut du busc antérieur s'il monte trop haut ; etc., tout cela est chose facile à faire sans le secours d'une corsetière.

C. Utilité des corsets qui soutiennent le ventre sans le déformer. — Anatomiquement le haut du corps peut être représenté par le schéma de la figure 25.

Une tige flexible T, la colonne vertébrale.

En avant de cette tige un poids P. C'est le thorax, les poumons, le cœur, le sang, une partie des épaules et des bras, en un mot tout ce qui est ou peut être au devant de la colonne vertébrale.

En arrière de la tige une force F représentée par un ressort enroulé en tire bouchon. Le ressort est en tension; il fait équilibre au poids antérieur, et empêche la tige flexible de se courber davantage en avant.

Avec le doigt, je soulève légèrement le poids antérieur; le travail du ressort est diminué d'autant, les deux extrémités se rapprochent, et la tige se redresse.

Un corset qui soutient l'abdomen agit comme le doigt de la figure 25. Il soulève la masse intestinale sur laquelle le thorax prend point d'appui.

Remarque importante. — Soutenir légèrement l'abdomen ne veut pas dire suppléer entièrement l'action des muscles abdominaux. Une sangle peut être utile à une dame très forte ou à une dame dont la paroi abdominale n'a pas repris sa tonicité, mais pas à une jeune fille.

D. Le corset et la mode. — Un mot à ce sujet. Jusqu'à 15 ans les fillettes ont des corsages vagues peu importe le corset.

Pour les jeunes femmes et les jeunes filles c'est différent; avec raison elles désirent suivre la mode, or, la mode dans ses transformations n'a aucun souci de l'hygiène. Il en a toujours été et il en sera toujours ainsi; ceux qui font la mode veulent, avant tout, faire autre chose que ce qui est.

Dans ces conditions, et sous prétexte de suivre la mode, certaines jeunes femmes n'hésitent pas à revêtir des corsets aussi extraordinaires qu'incompatibles avec la santé. Elles ont d'autant plus tort que le talent du corsetier consiste précisément à faire un corset qui, tout en faisant bon ménage avec la mode, ne porte pas préjudice à la femme ni dans sa santé, ni dans son élégance.

VIII. — Jarretelles

C'est un accessoire qui peut occassionner des courbures de la colonne vertébrale, lorsqu'il est fâcheusement employé.

PL. V

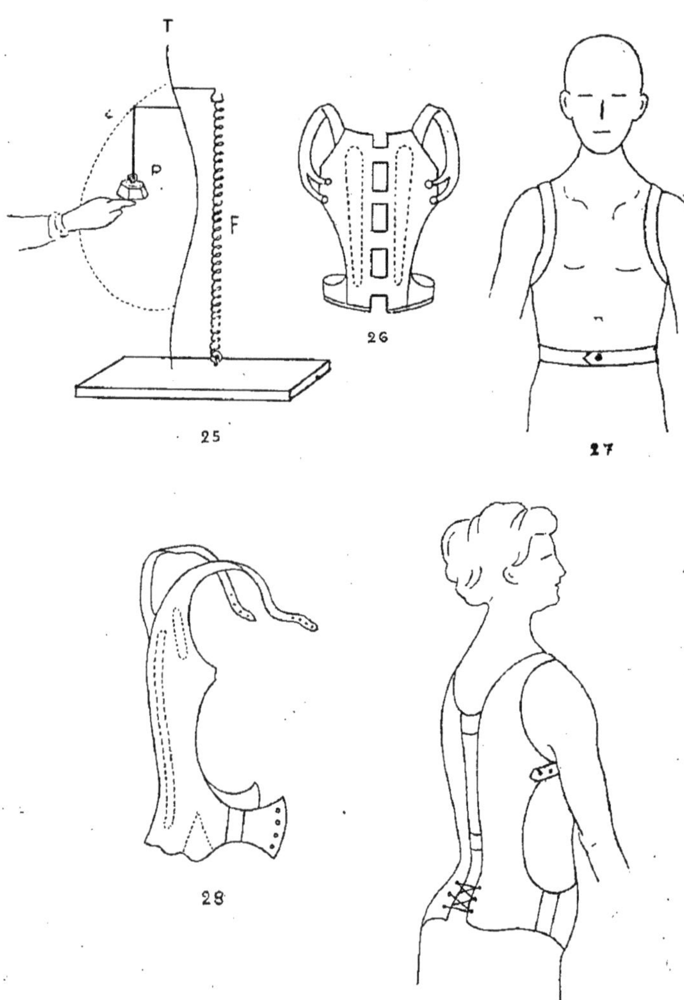

PLANCHE V

Fig. 25. — Schéma représentant le haut du corps en équilibre. Une tige flexible T, la colonne vertébrale ; en avant de la tige un poids P, représentant tout ce qui est en avant du rachis ; en arrière un ressort F représentant la force qui fait équilibre au poids. Si on soulève le poids, le ressort rapproche ses deux extrémités, la tige se redresse. Un corset qui soutient légèrement l'abdomen agit comme le doigt de la figure.

Fig. 26 et 27. — Le confortateur nommé aussi développateur, ainsi composé : deux tuteurs dorsaux, deux épaulières, une ceinture autour de la taille.

Fig. 28 et 29. — *Le Juvénile.* — Les buscs dorsaux prennent point d'appui sur le bassin. La ceinture souple soutient le ventre. Voir la description dans le texte.

a) *Jarretelles attachées à l'avant d'un corset qui n'a pas d'épaulettes.* — Fortement tendues elles déterminent la bascule du bassin en avant c'est-à-dire en lordose. Les jarretelles ainsi attachées sont si rarement indiquées qu'il vaut mieux les supprimer, ou tout au moins les tendre très peu.

b) *Jarretelles attachées sur le côté d'un corset n'ayant pas d'épaulettes.* — Elles sont bien préférables aux précédentes. Éviter l'extrême tension.

c) *Jarretelles attachées sur le côté d'un corset ayant des épaulettes.* — C'est l'habillement habituel des bébés et des fillettes ayant des corsets à épaulettes. Les surveiller de très près. Dans ce cas en effet, le bas, la jarretelle, le corset et l'épaulette font pour ainsi dire une corde tendue de la plante du pied à l'épaule. Pour se soustraire à la traction exercée sur les épaules, quand la corde est trop tendue, l'enfant se courbe en cyphose.

IX. — Les Béquillons

Les béquillons sont un accessoire si souvent employé, sans avis médical préalable, que je suis obligé d'en parler ici, bien que cela ne rentre guère dans le plan que je me suis tracé.

Quand une jeune fille a, suivant l'expression consacrée, une hanche plus forte que l'autre le plus souvent c'est la hanche droite *(fig. 30)*. En même temps, une des épaules est plus basse; ordinairement, c'est celle du côté opposé *(fig. 30)*, quelquefois c'est celle du même côté.

En réalité les deux hanches sont pareilles ; mesurées au compas d'épaisseur elles ne présentent aucune différence. C'est le buste qui n'est pas en attitude normale; la colonne vertébrale est inclinée, en convexité lombaire gauche dans le cas le plus fréquent et choisi ici comme exemple.

Les parents négligent, quand elle est légère, l'inclinaison vertébrale dissimulée sous les vêtements. Ils concentrent toute leur attention sur la différence de niveau des épaules parce que « ça se voit », et ils demandent au corsetier de mettre un béquillon qui ramène les épaules à la même hauteur.

Le béquillon est un correcteur esthétique. En soulevant l'épaule plus basse il fait disparaître ce qui se voit, mais il n'agit pas sur l'inclinaison vertébrale *(fig. 31)*. L'apparence est corrigée, la mauvaise attitude ne l'est pas, et, s'il était possible de voir la fillette à travers ses vêtements on constaterait *(fig. 31)* que la hanche paraît toujours plus forte bien que les épaules soient au même niveau.

Ce qu'il faut à cette fillette c'est d'être soutenue par des tuteurs dont la description serait hors de propos ici, mais dont le but est expliqué par la figure 32.

Dans la figure 32 le trait plein est la reproduction

PL. VI

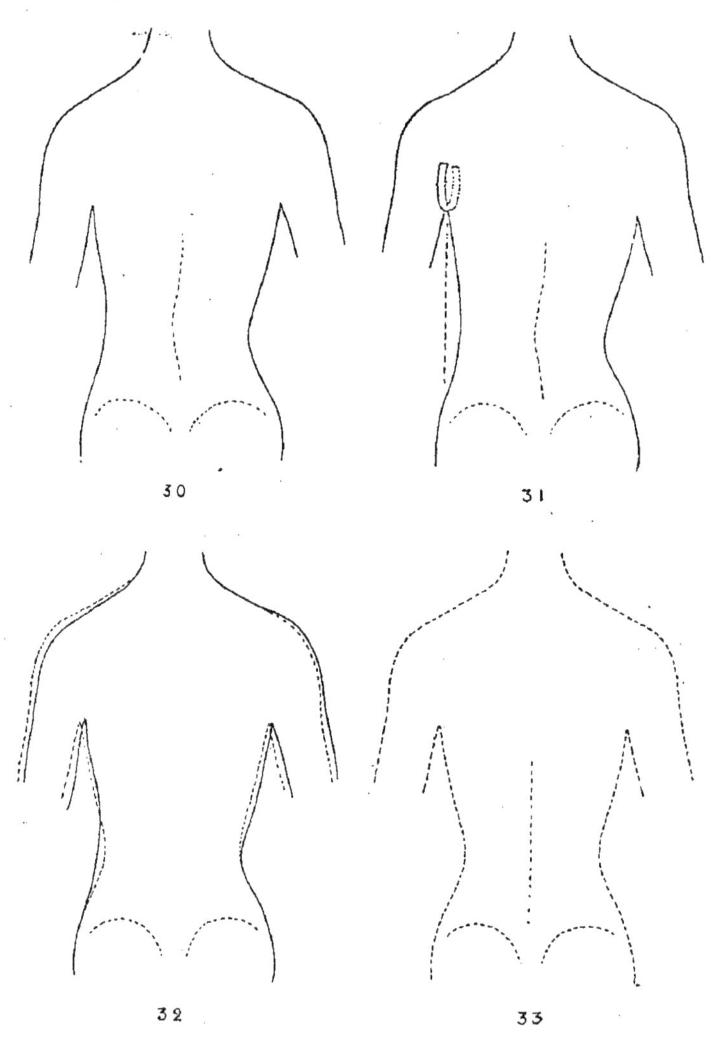

PLANCHE VI

Fig. 30. — Fillette qu'on dit avoir la hanche droite plus forte que l'autre ; épaule gauche plus basse. En réalité les hanches sont identiques, c'est le haut du corps qui est incliné par le fait de la coubure vertébrale.

Fig. 31. — Le béquillon. En soulevant l'épaule plus basse il fait disparaître ce qui se voit. L'apparence est corrigée, l'attitude défectueuse ne l'est pas.

Fig. 32. — Trait plein : silhouette de la fillette en attitude défectueuse. Trait pointillé : silhouette que devrait avoir la fillette en attitude normale. Les hanches restent les mêmes.

Fig. 33. — Silhouette en attitude normale. La comparer à la fig. 30. Dans les deux figures les hanches sont identiques. La différence existe dans le haut du corps.

exacte de la figure 30 ; c'est la fillette qu'on prétend avoir une hanche plus forte. Le trait pointillé est la silhouette qu'elle aurait si elle était en attitude normale. Le rôle des tuteurs est de pousser le trait plein sur le trait pointillé.

La figure 33 est la reproduction du trait pointillé de la figure précédente, c'est la silhouette de la fillette ramenée en attitude normale. La hanche droite n'a plus l'apparence d'être plus forte que l'autre.

Comparez maintenant les figures 30 et 33, vous verrez que les hanches sont pareilles dans les deux. La différence existe dans le haut du corps qui n'est pas en bonne attitude dans la figure 30.

Les tuteurs, varient avec chaque enfant; leur application est, non pas difficile, mais délicate. Il faut de la patience, plusieurs essais, la collaboration du docteur spécialisé et du corsetier orthopédiste; pour une fois le corsetier doit oublier les principes que jusqu'alors il avait cru immuables dans la fabrication des corsets.

En plus, il est important de savoir que tuteurs et béquillons ne suffisent pas; la jeune fille doit renforcer sa musculature par des exercices appropriés qu'elle fait chaque jour sous la surveillance maternelle. Le choix de ces exercices est assez judicieux, il ne peut être fait que par le docteur familiarisé avec toutes ces questions d'orthopédie.

Que devient une jeune fille ayant, comme on dit, une hanche plus forte que l'autre si on ne s'en occupe pas ? Son état reste quelquefois stationnaire ; le plus souvent il s'aggrave. En tous cas, laisser aux parents l'espoir que « ça s'arrangera » à mesure que l'enfant avancera en âge serait encourir une grosse responsabilité. Ça ne s'arrange jamais tout seul, et ça s'arrange d'autant plus facilement que le traitement est commencé plus près du début.

X. — Corsets réduits à la portion dorsale

Le *confortateur* nommé aussi *développateur* dont j'emprunte les figures 26 et 27 aux catalogues des maisons où on le trouve est ainsi composé : une portion dorsale formée de deux tuteurs, deux épaulières et une ceinture à la taille.

C'est le même pour les garçons et pour les filles.

Le *Juvénile* est également un corset réduit à la portion dorsale. Son auteur en donne les figures 28 et 29 et la description suivante : « Il se compose d'un dorsal prenant point d'appui, en haut, sur les épaules par les épaulières et en bas, sur les reins, par une ceinture sangle. »

Il existe en plusieurs séries, avec plusieurs subdivisions dans chaque série, depuis six ans jusqu'à l'âge adulte. Il peut être conseillé indifféremment aux garçons et aux filles. Les jeunes dames peuvent également en faire usage.

Il est plus corset que le précédent; la ceinture sangle emboîte l'abdomen et les tuteurs dorsaux prennent en bas un solide point d'appui sur les os du bassin.

XI. — Corsets pour jeunes garçons

Les tout petits portent des brassières.

Depuis l'âge où on les met en culotte, jusqu'à ce qu'ils portent des bretelles, on leur donne soit le corset déjà décrit figure 19, soit le corset dit « porte culotte » *(fig. 34)*.

Ce dernier, fort connu, autant à la campagne qu'à la ville, est très satisfaisant ; il répartit le poids des vêtements à la fois sur les hanches et sur les épaules, il boutonne en avant et le dos est de largeur invariable.

Quand il devient trop étroit on l'élargit en rapportant une bande sur le devant. Ceci a déjà été expliqué.

Ce corset est fréquemment confectionné à la maison, par la mère dans la classe ouvrière, par la femme de chambre dans la classe aisée. Quelquefois alors, la coupe laisse à désirer. Il est trop large de dos, trop étroit de poitrine, grand défaut sur lequel j'ai longuement insisté et que présentent beaucoup de vêtements taillés par les couturières inexpérimentées. On le corrige en évidant l'emmanchure en arrière ; cela reporte l'ampleur du côté de la poitrine.

XII. — Bretelles

Bretelles ordinaires. — Avec les bretelles ordinaires tout le poids des vêtements porte sur les épaules, tandis qu'avec le corset il est réparti sur une plus large surface, les épaules, les reins, les hanches; le corps, excepté chez les bébés, n'est jamais parfaitement cylindrique.

Pour éviter cet inconvénient, je recommande de serrer, sans exagération, la patte d'arrière du pantalon; de cette façon une partie du poids des vêtements appuie sur les hanches.

J'ajoute que les bretelles ne doivent pas être trop tendues; l'enfant se courberait en cyphose.

La figure 35 montre une bretelle dont la patte d'arrière est beaucoup trop longue. La bifurcation appuie sur la partie supérieure du dos et l'enfant a tendance à se courber en cyphose.

Certains enfants entrecroisent les bretelles en avant comme le montre la figure 36. Cette façon de faire est défectueuse, la poitrine est comprimée pendant la respiration.

Bretelles américaines. — Je conseille la brettelle dite Américaine *(fig. 37 et 38)*. Elle n'a pas l'inconvénient de bifurquer trop haut, elle rapproche les épaules de la colonne vertébrale, elle répartit le poids des vêtements sur une plus large surface que la bretelle ordinaire. Comme pour la bretelle ordi-

PL. VII

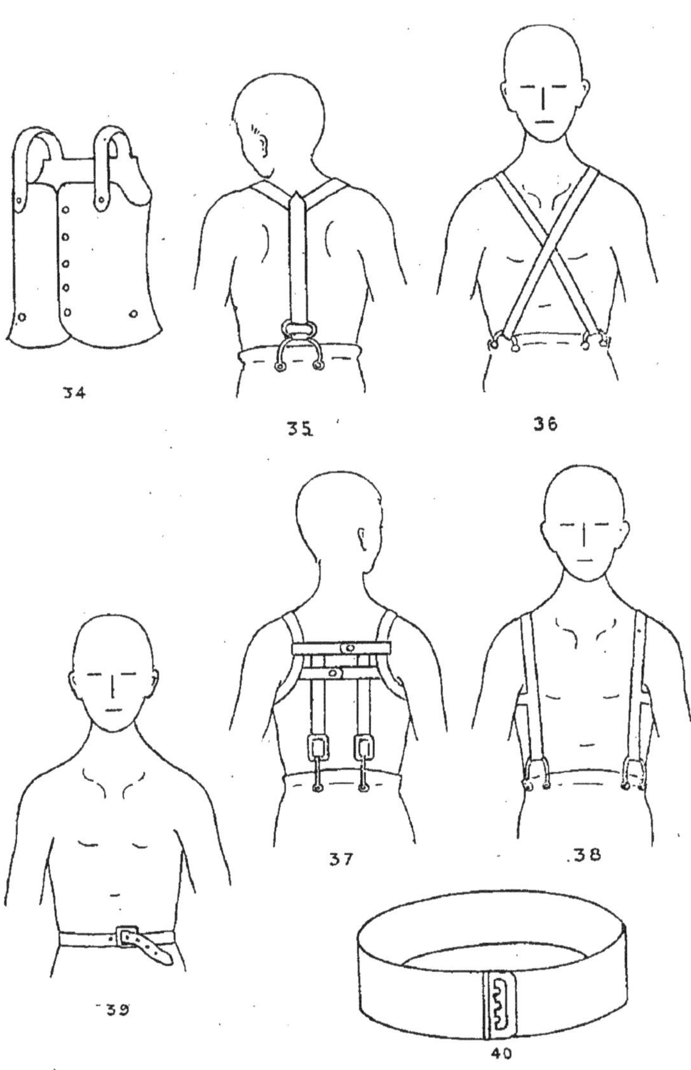

PLANCHE VII

Fig. 34. — Corset porte-culotte pour garçons de 4 à 8 ans. Corset satisfaisant. Si le dos était trop large, il conviendrait d'évider l'emmanchure en arrière et de porter l'épaulette d'arrière plus près du milieu.

Fig. 35. — Bretelle ordinaire, dont la patte d'arrière montant trop haut produit la cyphose.

Fig. 36 — Façon défectueuse dont certains enfants entrecroisent les bretelles en avant.

Fig. 37 et 38. — Bretelle américaine. Préférable à la bretelle ordinaire.

Fig. 39. — Etroite ceinture de cuir. Ne pas trop la serrer. Peu recommandable.

Fig. 40. — Large ceinture. Elle prend point d'appui sur les hanches. Est préférable à la précédente.

naire je recommande de serrer modérément la patte du pantalon.

Ce genre de bretelle peut être conseillé également aux fillettes.

Les hommes adultes qui en font usage en ont toute satisfaction.

XIII. — Ceintures

Ceintures étroites. — L'étroite ceinture de cuir dont se servent beaucoup d'enfants n'est guère recommandable *(fig. 39)*.

Trop serrée elle gêne la circulation abdominale et les fonctions digestives. Pas assez serrée elle a l'inconvénient, peu esthétique, de laisser tomber la culotte sur les talons.

Ceintures larges. — Les ceintures larges de 8 à 10 centimètres *(fig. 40)*, ceintures de gymnastique, de sport, sont préférables. Elles prennent un large point d'appui sur les hanches et ne gênent pas les fonctions digestives.

XIV. — Epaulières

La première chose que font les parents quand ils s'aperçoivent que leur enfant a la poitrine rentrée est de lui mettre des épaulières.

Le rôle des épaulières est de rapprocher les omoplates de la colonne vertébrale, ce qui fait, en même temps, bomber la poitrine (1). Les épaulières sont excellentes à condition de les ajuster autrement qu'on le fait d'habitude.

Epaulières ordinaires. — La figure 41 montre les épaulières les plus répandues et la manière dont on les emploie. La lanière de tissu qui prolonge leur sommet contourne le côté opposé et va s'agrafer en bas et en avant du corset. Dans ces conditions, l'épaule n'est pas rapprochée, ou du moins très peu, de la colonne vertébrale, elle est plutôt abaissée. La traction est verticale plus que transversale et, si l'épaulière est trop tirante, l'enfant se courbe pour se soustraire à la pression. Il se courbe en cyphose le plus souvent, quelquefois en lordose, quelquefois en cyphose et en lordose en même temps. C'est le contraire de ce qu'on veut obtenir.

Petite épaulière attachée près de l'aisselle. — Dans la figure 42 la traction est *transversale*. L'omoplate est à la fois tirée en arrière et rapprochée de la colonne vertébrale. C'est le but désiré. Pour l'obtenir l'épaulière est agrafée en un point correspondant au bord postérieur de l'aisselle (Mme Nageotte), et à quelques centimètres au dessous du bord supérieur du corset.

Mme Nageotte dit elle-même qu'elle n'a pas inventé cette épaulière, mais elle en a si bien montré les

(1) En réalité le rôle des épaulières est un peu plus compliqué.

PL. VIII

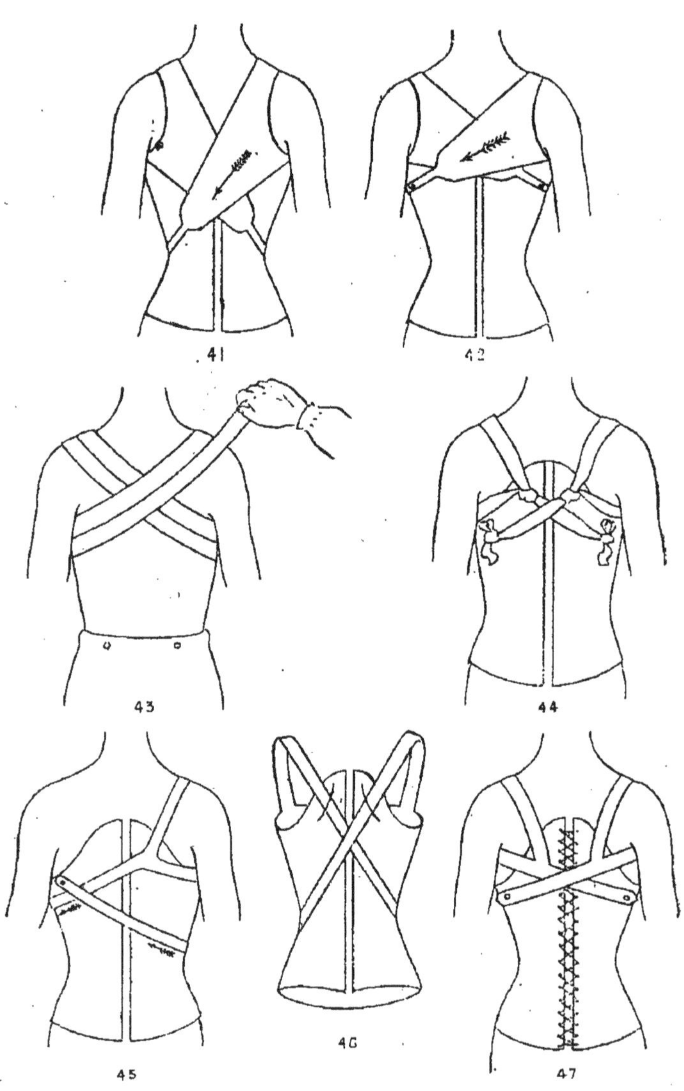

PLANCHE VIII

Fig. 41. — Epaulière ordinaire et façon habituelle de l'appliquer. La traction est plus verticale que transversale ; l'épaule est plus abaissée que rapprochée de la colonne vertébrale. Quand l'épaulière est trop tirante l'enfant se courbe pour se soustraire à la pression; il se courbe en cyphose ou en lordose, quelquefois dans les deux sens ; cela vient de ce que le point d'attache est au bas du corset.

Fig. 42. — Epaulière à traction transversale. Les deux épaules sont rapprochées l'une de l'autre. Le point d'attache est sur le bord postérieur du creux de l'aisselle, à quelques centimètres au-dessous du bord supérieur du corset. Epaulière excellente.

Fig. 43. — Epaulière improvisée, faite avec bande enroulée en 8 d'une épaule à l'autre. Pour ne pas qu'elle glisse vers la nuque, la fixer au corset par une épingle. Il y a sur cette figure une erreur que le lecteur corrigera. Le 8 est mal représenté.

Fig. 44. — Epaulière improvisée. C'est une boucle faite avec une bande ordinaire. Le bout de la bande est noué à un cordon cousu au corset.

Fig. 45. — Autre épaulière improvisée. Comme la précédente c'est une boucle faite avec une bande de toile. La bande vient s'attacher en haut du côté opposé du corset après avoir fait le tour du corps.

Fig. 46. — Epaulière tenant à certains corsets excellents par ailleurs. Je crois préférable de la supprimer parce qu'elle donne une traction plutôt verticale. Il est facile de la modifier ou de la remplacer par une épaulière à traction transversale.

Fig. 47. — Epaulière improvisée faite avec la bande de coutil du corset précédent. Lui donner la traction transversale.

avantages qu'il est juste de nommer « Epaulière Nageotte » l'épaulière et la façon de s'en servir.

D'une façon générale les épaulières sont utiles aux jeunes filles qui consacrent chaque jour à l'étude un grand nombre d'heures. Elles les aident à se tenir en attitude normale et elles sont d'autant plus efficaces que le corset lui-même a été mieux choisi.

Les épaulières sont moins souvent indiquées aux garçons qu'aux filles, les garçons ont la musculature plus développée ; elles conviendraient cependant à ceux que les programmes trop chargés retiennent plus longtemps encore à leur table de travail ; mais comme ils n'ont pas de corset, on ne sait pas ou les agrafer.

Epaulières diverses. — Les variétés sont innombrables ; les unes sont assez compliquées, les autres sont réduites à un simple cordon tendu d'une épaule à l'autre.

Pour apprécier la valeur de chacune il faut voir son action sur l'omoplate. Beaucoup produisent la traction presque verticale dont j'ai montré les inconvénients.

Épaulières improvisées. — 1° La figure 43 montre une épaulière faite avec une bande de toile enroulée, en 8 de chiffre, d'une épaule à l'autre. Pour éviter le glissement vers le cou il convient de la fixer au corset par une épingle de sûreté. Ce n'est pas parfait évidemment ; dans certains cas cependant cette épaulière peut rendre service.

2° L'épaulière représentée figure 44 est préférable.

C'est une boucle faite avec une bande de toile. J'attache le bout de la bande à un galon cousu au corset. Le nœud de la boucle représenté sur la figure est avantageusement remplacé par une couture qui fait moins gros sous les vêtements.

3° Dans la figure 45 l'épaulière est également une boucle faite avec une bande de toile. La bande est assez longue pour faire une fois et demie le tour du corps. Partie de l'épaule droite elle contourne le côté gauche d'arrière en avant, croise obliquement le devant du corps, réapparaît sur le côté droit et remonte obliquement en arrière pour être fixée en haut et à gauche du corset. Il est utile de faire un renversé après que la bande a contourné le côté gauche. La bande qui fait le tour du corps a l'inconvénient, quand elle est un peu serrée, de gêner la respiration. Je préfère l'épaulière précédente.

Épaulières tenant à certains corsets. — Certains corsets, excellents par ailleurs, présentent des épaulières comme l'indique la figure 46. C'est une longue lanière de coutil fixée sur le devant du corset, au niveau de l'aiselle. Elle passe par dessus l'épaule, croise l'autre lanière au milieu du dos et va s'agrafer sur le côté opposé, soit en bas et en avant, soit en bas et latéralement.

Je la supprime toujours, et cela pour des raisons faciles à comprendre : en passant sur l'épaule comme sur une poulie elle exerce la traction verticale dont j'ai montré les inconvénients, c'est-à-dire qu'elle abaisse l'épaule sans la rapprocher de la colonne vertébrale.

Je l'ai utilisée plusieurs fois, comme l'indique la figure 47, modifiée et transformée en épaulière à traction transversale.

Lorsque je dois me contenter d'une épaulière improvisée, je donne la préférence à la boucle de la figure 44.

XV. — Conclusions

Quels conseils donner aux parents quand ils nous amènent un enfant ayant la poitrine aplatie et les épaules projetées en avant ?

1° Si l'enfant est de santé délicate, ce qui est fréquent, fortifier et modifier l'organisme par le régime et les conditions générales de l'existence. Les médicaments n'ont qu'un rôle secondaire. Voir si l'enfant respire bien, voir s'il a des végétations adénoïdes ou les amygdales hypertrophiées.

2° Supprimer si possible la cause de la déviation.

S'assurer que les épaules ne sont pas poussées en avant par les vêtements mal ajustés : corset, robe, gilet etc.

Si la cause est une mauvaise attitude scolaire, on peut encore la supprimer quand l'enfant fait ses études à la maison. Si l'enfant va à l'école on a beaucoup plus de peine à obtenir qu'il ne reprenne pas son attitude défectueuse pendant les heures de classe.

3° Donner à l'enfant un corset bien choisi et des épaulières, qui, rapprochant les omoplates de la colonne vertébrale, dégagent la poitrine. Pour une fillette le choix d'un corset est assez simple. Pour un garçon c'est souvent difficile.

Mais ce serait une grosse erreur de croire qu'on a tout fait quand on a mis à l'enfant un corset et des épaulières, même très bien ajustés. Les épaulières sont excellentes à condition de ne pas leur demander plus qu'elles ne peuvent donner.

4° La gymnastique orthopédique est *la base du traitement* de la cyphose. Les exercices respiratoires développent la poitrine ; les exercices musculaires allongent certains muscles et raccourcissent leurs antagonistes; les exercices de redressement agissent sur le squellette. La gymnastique ainsi comprise est indispensable; elle ne peut être remplacée par rien, pas même par le corset le mieux fait.

Les mouvements varient suivant l'âge, la force de l'enfant, le degré de la déviation. Ils sont choisis et enseignés par le docteur. Quand ils sont bien sus, ils sont répétés chaque jour sous la surveillance des parents. De temps en temps l'enfant est ramené au docteur qui constate l'état du sujet, surveille la bonne exécution des mouvements, rectifie les erreurs qui ont pu se produire, enseigne des mouvements nouveaux etc. Tout cela montre la nécessité d'une surveille médicale. Les enfants doivent être suivis de très près pour obtenir un bon résultat.

La gymnastique ainsi comprise doit être continuée pendant longtemps. De la part du praticien comme de la part de la famille il faut de la méthode, de la surveillance, de la persévérance. La guérison est à ce prix.

II

Recherches sur les mouvements de la hanche

PLAN ET TABLE DES MATIÈRES

I. Abduction et flexion ordinaires

Les notions générales publiées dans les traités d'anatomie sur les mouvements de la hanche sont insuffisantes depuis que le traitement de la luxation congénitale de la hanche est devenue chose courante en chirurgie infantile et orthopédique. La physiologie de la hanche est donc à reprendre, et, sur beaucoup de points nous ne nous entendons pas parce que nous ne parlons pas le même langage.

Autant la physiologie de la hanche expliquée sur le sujet est simple, autant la lecture de phrases techniques, dites sans explications préalables, est pénible à comprendre. Je ne me fais donc pas illusion sur l'aridité de la lecture des lignes qui suivent. Elles pourraient être la conclusion d'un travail que je n'ai pas encore conduit à bonne fin parce qu'il me manque deux choses : le temps et un dessinateur.

Je publie cette note pour prendre rang et marquer une date dans l'étude de notions scientifiques encore peu connues mais qui seront classiques un jour ou l'autre.

A. Les trois cercles-limite. — 1° *Le premier cercle.* — Le sujet étant supposé couché sur le dos, jambes allongées, si on fait la flexion directe, de 0 à 90 degrés, sans porter le fémur ni à droite ni à gauche, le fémur se meut dans un plan *vertical* antéro-postérieur divisant le corps en deux parties droite et gauche. Le genou décrit un quart de cercle représenté de I à II, figure 1.

Sur ce premier quart de cercle (1) j'ai marqué 10, 20, 30, 40 etc., de flexion. F40 veut dire : flexion 40. Au point I il y a 0 flexion, c'est la situation du genou dans le décubitus dorsal, jambes allongées. Au point II il y a 90 de flexion; c'est le point occupé par le genou dans le décubitus dorsal, fémur fléchi à 90, l'extrémité inférieure du fémur dirigée vers le plafond; (je ne parle pas de l'hyperflexion.)

2° *Le deuxième cercle.* — Revenant à la position de départ précédente (décubitus dorsal, jambes allongées, genou occupant le point I), si on fait l'abduction simple, figure 1 *ter*, c'est-à-dire si on écarte le genou du plan médian en rasant le sol, le fémur se meut dans un plan *horizontal.* Le genou décrit un quart de cercle représenté de I à III, figure 1 *ter*.

Sur ce deuxième quart de cercle (2) j'ai marqué 10, 20, 30, 40 etc, d'abduction. AB40 veut dire : abduc-

(1) Au cours de cette étude je le nommerai premier cercle-limite parce qu'il limite d'un côté le segment de sphère dans lequel se meut le fémur.

(2) Je le nomme deuxième cercle-limite parce qu'il limite le deuxième côté du segment de sphère dans lequel se meut le fémur.

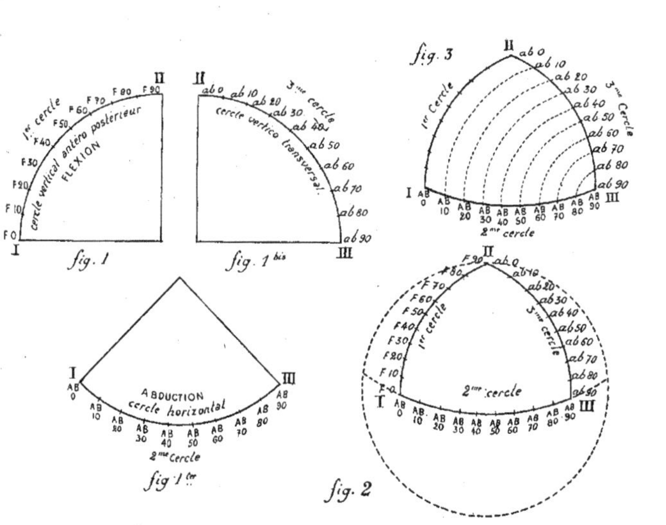

fig. 1

fig. 1 bis

fig 1 ter

fig. 2

fig. 3

tion 40. Au point I il y a 0 abduction. Au point III il y a 90 d'abduction; (je ne parle pas de l'hyper-abduction.)

3° *Le troisième cercle.* — Le sujet est couché sur le dos, la cuisse en flexion directe à 90 degrés, c'est-à-dire le genou dirigé vers le plafond et occupant le point II. Si, dans cette position, on laisse tomber le genou en dehors, figure 1 *bis*, le fémur se meut dans un plan *vertico-transversal* divisant le corps en deux moitiés, l'une supérieure, l'autre inférieure. Le genou décrit un quart de cercle représenté de II à III, figure 1 *bis*.

Sur ce troisième quart de cercle (1) j'ai marqué 10, 20, 30, 40 d'abduction; ab40 veut dire abduction 40. C'est en effet l'abduction dans un plan vertico-transversal. Au point II il y a 0 abduction. Au point III il y a 90 d'abduction. Ce troisième cercle rejoint les deux premiers.

4° *Le huitième de sphère limité par ces trois cercles.* — Ces trois segments de cercles réunis, figure 2, limitent un huitième de sphère. Prenons une boule, coupons-la en deux, une des moitiés en deux, et un des morceaux encore en deux. Nous obtenons ainsi une pyramide triangulaire *(fig. 3)*, dont les surfaces planes ne nous intéressent pas, mais dont la base convexe représente l'aire dans laquelle se meut le fémur. C'est l'ensemble des figures 2 et 3.

(1) Je le nomme troisième cercle-limite parce qu'il limite le troisième côté du segment de sphère dans lequel se meut le fémur.

B. Cercles de flexion et cercles d'abduction (1). — Sur ce segment de sphère il est facile d'indiquer et de lire toutes les positions que peut occuper le fémur. Pour cela il suffit d'y tracer des cercles analogues aux cercles de latitude sur une sphère terrestre. C'est ce que j'ai fait sur les figures 3, 4 et 5, où j'ai tracé des cercles de 10 en 10 degrés.

Les cercles verticaux et en pointillé de la figure 3 indique le degré d'abduction.

Les cercles horizontaux et en trait plein de la figure 4 indiquent le degré de flexion.

Sur la figure 5 sont à la fois les cercles verticaux et les cercles horizontaux.

La figure 6 représente, tracés sur une boule, le huitième de sphère précédent, les cercles verticaux et les cercles horizontaux, avec leurs prolongements sur la sphère.

Exemple d'abduction. Sur la figure 3 et sur le deuxième cercle-limite I-III, regardez le point AB20. En ce point le genou est à 20 degrés d'abduction. De ce point part un cercle vertical et pointillé qui va jusqu'en ab 20. Ce cercle vertical et pointillé indique toutes les positions que peut prendre le fémur en conservant toujours le même écartement du plan médian, c'est-à-dire en conservant toujours le même degré d'abduction.

Sur ce cercle (AB20, ab 20) la flexion varie,

(1) Plus exactement ce sont des arcs de cercle.

l'abduction reste la même. Il en est de même pour les autres cercles verticaux et pointillés.

Exemple de flexion. Sur la figure 4 et sur le premier cercle-limite I-II, regardez le point F20. En ce point le fémur a 20 degrés de flexion. De ce point part un cercle horizontal en trait plein qui va jusqu'à f 20. Ce cercle horizontal indique toutes les positions que peut prendre le fémur en conservant toujours le même degré de flexion. Sur ce cercle (F 20, f 20) l'abduction varie, la flexion reste la même. Il en est de même pour les autres cercles horizontaux.

Regardons maintenant la figure 5 sur laquelle sont tracés à la fois les cercles verticaux où on lit l'abduction, et les cercles horizontaux où on lit la flexion; il sera aussi facile, pour un point quelconque, de préciser la flexion et l'abduction que de lire la latitude d'une localité sur un globe terrestre.

Soit un point pris au hasard et que j'ai marqué d'une croix. En supposant l'extrémité inférieure du fémur en ce point je lis d'abord 35 de flexion parce qu'il est à peu près à moitié chemin entre les cercles horizontaux 30 et 40. Je lis ensuite 45 d'abduction parce qu'il est à peu près à moitié chemin entre les cercles verticaux 40 et 50. Trente cinq de flexion et quarante cinq d'abduction donnent donc la situation exacte du point choisi. Cela s'écrit F 35, AB 45.

Nécessité de toujours préciser la flexion et l'abduction quand bien même l'une d'elle est 0. — Des considérations ci-dessus il résulte que, pour préciser

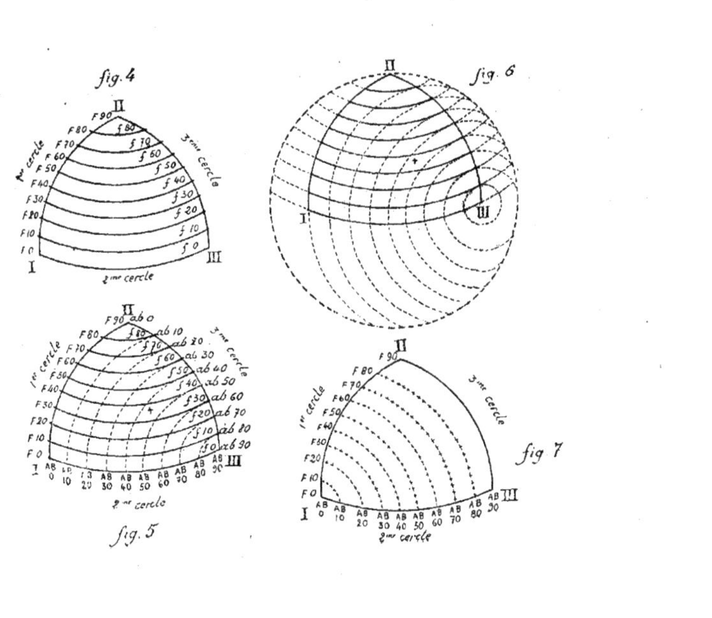

fig. 4
II
F 90
F 80
F 70
F 60
F 50
F 40
F 30
F 20
F 10
F 0
f 80
f 70
f 60
f 50
f 40
f 30
f 20
f 10
f 0
1er cercle
2me cercle
3me cercle
I
III
fig. 6
II
I
III
fig. 5
II
F 90
F 80
F 70
F 60
F 50
F 40
F 30
F 20
F 10
F 0
ab 0
ab 10
ab 20
ab 30
ab 40
ab 50
ab 60
ab 70
ab 80
ab 90
1er cercle
2me cercle
3me cercle
I
III
AB 0
AB 10
AB 20
AB 30
AB 40
AB 50
AB 60
AB 70
AB 80
AB 90
fig 7
II
F 90
F 80
F 70
F 60
F 50
F 40
F 30
F 20
F 10
F 0
1er cercle
2me cercle
3me cercle
I
III
AB 0
AB 10
AB 20
AB 30
AB 40
AB 50
AB 60
AB 70
AB 80
AB 90

la position du genou sur la sphère, il est nécessaire de dire la flexion et l'abduction quand bien même l'une d'elles est 0. Exemples : Si l'extrémité inférieure du fémur est sur le premier cercle-limite au point F 40, figure 5, on doit dire flexion 40, abduction 0; cela s'écrit F40, AB0. Si l'extrémité inférieure du fémur est sur le deuxième cercle-limite au point AB 20, on doit dire abduction 20, flexion 0; cela s'écrit AB 20, F 0. Dans la position ordinaire de la jambe étendue, quand le genou est au point I, sans flexion ni abduction on doit dire flexion 0, abduction 0; cela s'écrit F 0, AB 0. Pour tous les points il en est ainsi.

C. Abduction et flexion compatibles : Abduction possible avec une flexion déterminée. — Flexion possible avec abduction déterminée. — L'étude des mouvements de la hanche que j'ai résumés dans la figure 5 et dans les deux tableaux qui suivent, montre des choses bien curieuses, entre autres celle-ci. Pour chaque degré de flexion il existe une abduction possible et plus ou moins étendue; mais d'autre part il existe une certaine abduction incompatible avec ce degré de flexion. Exemple : Avec 50 degrés de flexion (voir le cercle horizontal F 50, f 50 de la figure 5) on peut avoir de 0 à 40 d'abduction ; mais on ne peut pas avoir une abduction de 40 à 90. Si on a plus de 40 d'abduction c'est que la flexion a changé.

Inversement, il existe pour chaque degré d'abduction une flexion possible et plus ou moins étendue ; mais d'autre part il existe une autre quantité de flexion incompatible avec ce degré d'abduction. Exemple : Avec 30 degrés d'abduction (voir le cercle pointillé vertical AB 30, ab 30 de la figure 5) on peut avoir de 0 à 60 de flexion; mais on ne peut pas avoir une flexion de 60 à 90. S'il y a plus de 60 de flexion c'est que l'abduction a changé.

Voici deux tableaux : Le premier indique les différents dégrés d'abduction variable et possible pour une flexion déterminée et toujours la même. Le second indique les différents degrés de flexion variable possible pour une abduction déterminée et toujours la même.

Premier tableau. — Abduction possible pour une flexion toujours la même :

Avec	0	degrés	0	à	90	d'abduction				
une	1	on	0		89	d'abduc-	89	à	90	d'abduction
flexion	2	peut	0		88	tion mais	88		90	—
de	3	donner	0		87	on ne peut	87		90	—
	4	au	0		86	pas	86		90	—
	5	fémur	0		85	donner	85		90	—
	6	de :	0		84	de :	84		90	—
	7		0		83		83		90	—
	8		0		82		82		90	—
	9		0		81		81		90	—
	10	....	0	à	80	....	80	à	90	—
	11		0		79		79		90	—
	12		0		78		78		90	—
	13		0		77		77		90	—
	14		0		76		76		90	—
	15		0		75		75		90	—
	16		0		74		74		90	—
	17		0		73		73		90	—
	18		0		72		72		90	—
	19		0		71		71		90	—
	20	....	0	à	70	....	70	à	90	—
	21		0		69		69		90	—
	22		0		68		68		90	—
	23		0		67		67		90	—
	24		0		66		66		90	—
	25		0		65		65		90	—
	26		0		64		64		90	—
	27		0		63		63		90	—
	28		0		62		62		90	—
	29		0		61		61		90	—
	30	....	0	à	60	....	60	à	90	—
	31		0		59		59		90	—
	32		0		58		58		90	—
	33		0		57		57		90	—
	34		0		56		56		90	—
	35		0		55		55		90	—
	36		0		54		54		90	—
	37		0		53		53		90	—
	38		0		52		52		90	—
	39		0		51		51		90	—
	40	....	0	à	50	....	50	à	90	—
	41		0		49		49		90	—
	42		0		48		48		90	—
	43		0		47		47		90	—
	44		0		46		46		90	—
	45		0		45		45		90	—

Avec	46	degrés	0 à 44	d'abduc-	44 à 90	d'abduction
une	47	on	0 43	tion mais	43 90	—
flexion	48	peut	0 42	on ne peut	42 90	—
de	49	donner	0 41	pas	41 90	—
	50	au	0 à 40	donner	40 à 90	—
	51	fémur	0 39	de :	39 90	—
	52	de :	0 38		38 90	—
	53		0 37		37 90	—
	54		0 36		36 90	—
	55		0 35		35 90	—
	56		0 34		34 90	—
	57		0 33		33 90	—
	58		0 32		32 90	—
	59		0 31		31 90	—
	60	....	0 à 30	....	30 à 90	—
	61		0 29		29 90	—
	62		0 28		28 90	—
	63		0 27		27 90	—
	64		0 26		26 90	—
	65		0 25		25 90	—
	66		0 24		24 90	—
	67		0 23		23 90	—
	68		0 22		22 90	—
	69		0 21		21 90	—
	70	....	0 à 20	....	20 à 90	—
	71		0 19		19 90	—
	72		0 18		18 90	—
	73		0 17		17 90	—
	74		0 16		16 90	—
	75		0 15		15 90	—
	76		0 14		14 90	—
	77		0 13		13 90	—
	78		0 12		12 90	—
	79		0 11		11 90	—
	80	....	0 à 10	....	10 à 90	—
	81		0 9		9 90	—
	82		0 8		8 90	—
	83		0 7		7 90	—
	84		0 6		6 90	—
	85		0 5		5 90	—
	86		0 4		4 90	—
	87		0 3		3 90	—
	88		0 2		2 90	—
	89		0 1		1 90	—
	90	il n'y a pas d'abduction.				

DEUXIÈME TABLEAU. — FLEXION POSSIBLE POUR UNE ABDUCTION TOUJOURS LA MÊME :

Avec une abduction de :	on peut donner au fémur de :	mais on ne peut pas donner
0 degrés	0 à 90 de flexion.	
1	0 89 de flexion	89 à 90 de flexion
2	0 88	88 90 —
3	0 87	87 90 —
4	0 86	86 90 —
5	0 85	85 90 —
6	0 84	84 90 —
7	0 83	83 90 —
8	0 82	82 90 —
9	0 81	81 90 —
10	0 à 80	80 à 90 —
11	0 79	79 90 —
12	0 78	78 90 —
13	0 77	77 90 —
14	0 76	76 90 —
15	0 75	75 90 —
16	0 74	74 90 —
17	0 73	73 90 —
18	0 72	72 90 —
19	0 71	71 90 —
20	0 à 70	70 à 90 —
21	0 69	69 90 —
22	0 68	68 90 —
23	0 67	67 90 —
24	0 66	66 90 —
25	0 65	65 90 —
26	0 64	64 90 —
27	0 63	63 90 —
28	0 62	62 90 —
29	0 61	61 90 —
30	0 à 60	60 à 90 —
31	0 59	59 90 —
32	0 58	58 90 —
33	0 57	57 90 —
34	0 56	56 90 —
35	0 55	55 90 —
36	0 54	54 90 —
37	0 53	53 90 —
38	0 52	52 90 —
39	0 51	51 90 —
40	0 à 50	50 à 90 —
41	0 49	49 90 —
42	0 48	48 90 —
43	0 47	74 90 —
44	0 46	46 90 —
45	0 45	45 90 —

Avec	46	degrés	0 à 44	de flexion	44 à 90	de flexion
une	47	on	0 43	mais on ne	43 90	—
abduc-	48	peut	0 42	peut pas	42 90	—
tion	49	donner	0 41	donner	41 90	—
de :	50	au	0 à 40		40 à 90	—
	51	fémur	0 39		39 90	—
	52	de :	0 38		38 90	—
	53		0 37		37 90	—
	54		0 36		36 90	—
	55		0 35		35 90	—
	56		0 34		34 90	—
	57		0 33		33 90	—
	58		0 32		32 90	—
	59		0 31		31 90	—
	60	....	0 à 30	....	30 à 90	—
	61		0 29		29 90	—
	62		0 28		28 90	—
	63		0 27		27 90	—
	64		0 26		26 90	—
	65		0 25		25 90	—
	66		0 24		24 90	—
	67		0 23		23 90	—
	68		0 22		22 90	—
	69		0 21		21 90	—
	70	....	0 à 20	....	20 à 90	—
	71		0 19		19 90	—
	72		0 18		18 90	—
	73		0 17		17 90	—
	74		0 16		16 90	—
	75		0 15		15 90	—
	76		0 14		14 90	—
	77		0 13		13 90	—
	78		0 12		12 90	—
	79		0 11		11 90	—
	80	....	0 à 10	....	10 à 90	—
	81		0 9		9 90	—
	82		0 8		8 90	—
	83		0 7		7 90	—
	84		0 6		6 90	—
	85		0 5		5 90	—
	86		0 4		4 90	—
	87		0 3		3 90	—
	88		0 2		2 90	—
	89		0 1		1 90	—
	90		il n'y a pas de flexion.			

Dans cette courte note je passe sous silence la figure 7. Les lignes représentées par des croix sont les courbes décrites par le fémur quand, partant d'un point de flexion on le laisse tomber directement en dehors jusqu'à ce que le genou vienne toucher la table. Exemple : faisons une flexion directe à 70 degré; le genou est au point F 70 du premier cercle-limite. Si on laisse le genou tomber directement en dehors, il décrit la courbe indiquée par des croix et allant de F 70 à AB 70. Je rappelle que AB 70 est sur le deuxième cercle. Dans ce parcours (F 70, AB 70) la flexion se défait, et d'autant de degrés que l'abduction se fait. Je n'ai pas tracé sur la figure 5 les courbes vertico-transversales de la figure 7 parce que la figure 5 aurait été trop embrouillée.

II. Abduction négative et flexion de l'autre côté du plan vertico-transversal divisant le corps en deux moitiés, l'une supérieure, l'autre inférieure.

A. Abduction négative, *et quatrième cercle-limite.* — Le sujet étant couché sur le dos, jambes allongées et rapprochées, figure 8, le genou étant au point I, j'écarte la jambe en abduction en rasant la table. Le genou décrit le quart de cercle déjà connu I-III. C'est le cercle I-III de la figure 1 *ter*, c'est le deuxième cercle-limite des précédentes figures. Au point III il y a 90 d'abduction.

Alors, toujours en rasant la table, je continue le mouvement. Le genou décrit le quart de cercle III-IV (*fig. 8*). Au point IV le genou serait dans l'aisselle s'il n'avait pas été arrêté par les parties molles.

Doit-on appeler ce mouvement hyperabduction? Pas du tout et voici pourquoi : En allant du point III vers le point IV l'abduction diminue à chaque instant, à mesure que le genou se rapproche du plan médian vertical antéro postérieur.

Sur ce *quatrième* arc de cercle j'ai marqué les degrés de 10 en 10. J'appelle cette abduction, ABDUCTION NÉGATIVE pour la distinguer de l'abduction ordinaire qui va de I à III. Je l'écris en la soulignant d'un trait. $\underline{AB\ 40}$ veut dire abduction négative 40.

Au point III il y a 90 d'abduction. De chaque côté de ce point l'abduction diminue. Du côté des pieds c'est l'abduction ordinaire ; du côté de la tête c'est l'abduction négative.

B. FLEXION AU DELA DU PLAN VERTICO-TRANSVERSAL DIVISANT LE CORPS EN DEUX MOITIÉS SUPÉRIEURE ET INFÉRIEURE C'EST-A-DIRE AU DELA DU TROISIÈME CERCLE II-III, DÉJA CONNU, *et cinquième cercle-limite.* — Le sujet étant couché sur le dos, jambes allongées et rapprochées, figure 9, je fléchis le genou en flexion directe. Il décrit le quart de cercle I-II déjà connu ; c'est le premier cercle-limite des figures précédentes. Au point II il y a 90 de flexion, le genou est dirigé vers le plafond.

Alors je continue le mouvement; le genou décrit

le quart de cercle II-IV (*fig. 9*) et arriverait dans l'aisselle, au point IV, s'il n'était pas arrêté dans sa course par la rencontre avec le thorax.

Sur ce *cinquième cercle-limite* j'ai marqué les degrés de 10 en 10. Mais comment les désigner? Les uns disent 100, 110, 120 etc. de flexion; d'autres disent 10, 20, 30, etc. d'hyperflexion.

Au lieu de cela je crois préférable d'adopter, pour ce mouvement qu'on a coutume d'appeler hyperflexion, une façon de s'exprimer identique à celle déjà employée pour la flexion ordinaire, l'abduction ordinaire et l'abduction négative. Cette même façon de s'exprimer je la retrouverai pour l'adduction et l'hyperextension . Question de mots, affaire de convention, dira-t-on? C'est possible. En tous cas j'estime qu'il convient d'adopter un langage toujours le même quel que soit le mouvement à exprimer. Cela permettrait de mieux se comprendre et, surtout, cela obligerait à ne plus confondre, ainsi que cela se fait trop souvent, la flexion, l'abduction et la rotation.

Quelque surprenant que cela paraisse au premier abord j'ai donc marqué 0 au point IV (*fig. 9*). De la sorte le point II (genou dirigé vers le plafond) reste le point culminant de la colline dont les arcs de cercle I-II et II-IV sont les deux versants. Les zéros sont au bas de chaque versant.

Dans la flexion ordinaire le zéro est du côté des pieds; dans la flexion au delà du cercle vertico-transversal le zéro est du côté de la tête.

Bien que le premier et le cinquième cercle, I-II et

I
AB 0
IV
AB 0
AB 10
AB 20
AB 30
AB 40
AB 50
AB 60
AB 70
AB 80
AB 90
III
2me Cercle (horizontal)
4me Cercle (horizontal)
II
F 90
F 80
F 70
F 60
F 50
F 40
F 30
F 20
F 10
F 0
IV
1er Cercle
5me Cercle (Vertical)
F 30
F 0
I

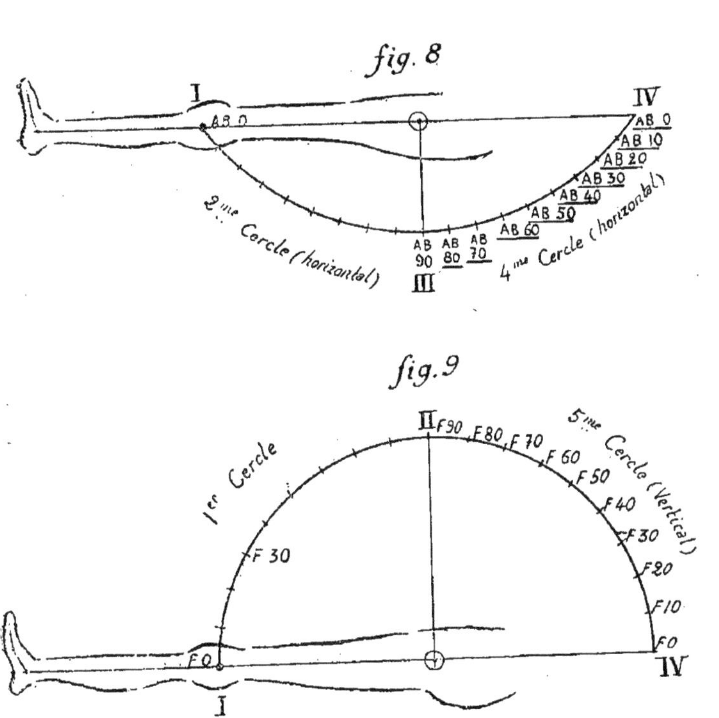

fig. 8

fig. 9

II-IV, aient un numérotage identique, il est toujours facile de savoir duquel on parle. Pour cela il faut, comme je l'ai dit, énoncer en même temps la flexion et l'abduction, quand bien même l'une d'elles est à zéro. Exemple : Lorsque le fémur est au point F 30 du premier cercle limite I-II *(fig. 9)*, cela s'écrit F 30, AB 0; et cela s'exprime flexion 30, abduction 0.

Lorsque le fémur, au contraire, est au point F 30 du cinquième cercle-limite II-IV figure 9, cela s'écrit F 30, *ABO;* et cela s'exprime flexion 30, abduction négative 0. L'énoncé de l'abduction ordinaire ou négative indique de quelle flexion il s'agit.

C. Le huitième de sphère limité par le troisième, le quatrième et le cinquième cercles. — Le troisième cercle vertico-transversal déjà connu allant de II à III, le quatrième cercle horizontal allant de III à IV, le cinquième cercle vertical antéro-postérieur allant de II à IV, limitent à eux trois un huitième de sphère représenté par les figures 10 et 11 et analogue à celui des figures 2 et suivantes.

D. Cercles d'abduction négative et cercles de flexion du même coté. — Sur ce huitième de sphère représenté figure 10 et 11 je trace, de 10 en 10 degrés, (voir *fig. 11*) des cercles verticaux et pointillés analogues à ceux des figures 3 et 5; sur ces cercles verticaux *(fig. 11)* je lis l'abduction négative.

Je trace aussi, de 10 en 10 degrés, des cercles

horizontaux et en traits pleins, analogues à ceux des figures 4 et 5. Sur ces cercles horizontaux *(fig. 11)* je lis la flexion du côté négatif. Soit un point pris au hasard sur la figure 11 et marqué d'une croix. Ce point étant à peu près à égale distance entre les cercles verticaux pointillés 20 et 30 je lis 25 d'abduction négative. Étant d'autre part à égale distance entre les cercles horizontaux 30 et 40 je lis 35 de flexion. La position d'un point marqué ci-dessus s'écrit : *AB 25*, F 35 et s'exprime abduction négative 25, flexion 35.

Les deux segments de sphères représentés figure 5 et figure 11 ont une partie commune qui est le troisième cercle allant de II à III. Quand on juxtapose deux segments de sphère en bois on voit que les cercles horizontaux de l'un se continuent exactement avec les cercles horizontaux de l'autre. De même les cercles verticaux de l'un sont la prolongation des cercles verticaux de l'autre. J'aurais désiré représenter sur le papier, mieux que sur la figure 6, la juxtaposition des segments et la continuation des cercles, je n'y suis pas arrivé.

Le barème établi pour l'abduction et la flexion ordinaires est applicable à l'abduction négative et à la flexion qui se fait du même côté.

III et IV. Adduction simple et Adduction négative

Adduction simple. — Le sujet étant supposé couché sur le dos, on dit qu'il y a adduction quand l'extrémité inférieure du fémur dépasse, du côté de l'autre jambe, le plan vertical antéro-postérieur divisant le corps en deux parties droite et gauche.

Il serait facile d'établir pour l'adduction des cercles-limite et un nouveau segment de sphère analogues à ceux déjà décrits et dont ils ne seraient que la répétition. Les cercles d'adduction seraient analogues et parallèles aux cercles d'abduction déjà connus des figures 3 et 5. Les cercles de flexion seraient, dans ce segment, la continuation des cercles horizontaux de la flexion ordinaire et représentés figures 4 et 5 et 6.

Adduction négative. — L'adduction négative peut exister en théorie, mais n'existe guère en réalité. Ce serait l'adduction de l'autre côté d'un arc de cercle vertico-transversal qui serait lui-même la continuation du troisième cercle II-III.

Pour énoncer la position du fémur en adduction simple ou négative, avec ou sans flexion, on suivrait les principes étudiés ci-dessus pour l'abduction et la flexion ordinaires.

Quel que soit le point occupé par le fémur c'est toujours la même manière de lire la position, et le barème établi au cours de cette étude est toujours applicable.

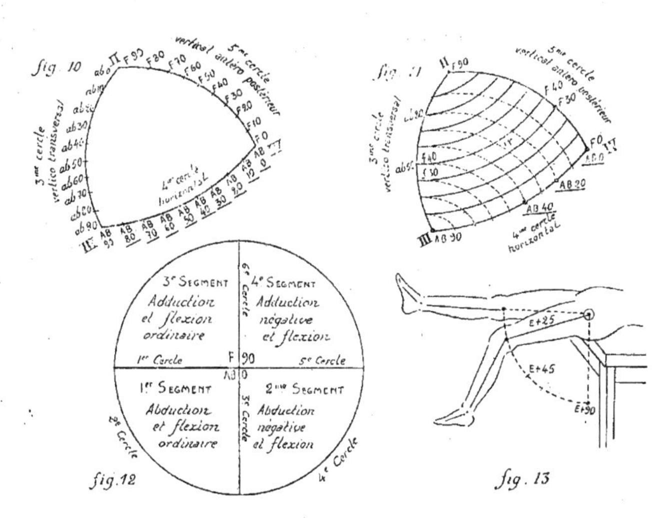

fig. 10 — fig. 11 — fig. 12 — fig. 13

V. Les quatre segments de sphère dans lesquels le fémur se meut ou peut se mouvoir.

Le sujet étant couché sur le dos, la cuisse fléchie à 90 degrés, le fémur est vertical et son extrémité inférieure est dirigée vers le plafond.

Je rappelle que dans les figures 2, 3, 4, 6, l'extrémité inférieure du fémur fléchi à 90 degrés est au sommet de la sphère. La figure 12 est la sphère représentée figure 2, vue par en dessus.

Sur cette boule, représentée figure 12, sont tracés, le premier, le deuxième, le troisième, le quatrième, le cinquième cercles-limite et les cercles analogues du côté de l'adduction.

Au sommet de la sphère, c'est-à-dire au centre de la figure, est l'extrémité inférieure du fémur fléchi à 90 degrés (F 90, AB 0). La figure 12 est lue comme une carte polaire dont le centre est le point culminant.

Deux méridiens, passant par ce point culminant et perpendiculaires l'un à l'autre, divisent la sphère en quatre segments (1).

(1) Tout ceci est très simple si on a sous les yeux une boule sur laquelle on a tracé les cercles déjà connus. Pour que l'analogie avec la sphère terrestre soit complète, il faudrait préciser qu'on ne parle que de l'hémisphère nord et modifier la dernière phrase comme il suit : « divisent l'hémisphère supérieure de la sphère en quatre segments ».

L'un des méridiens est formé par les arcs de cercle que j'ai nommés au cours de cette étude premier et cinquième cercles-limite. L'autre méridien est formé par le troisième et le sixième cercles.

Le premier segment de la figure 12 est celui qui est représenté par les figures 3, 4, 5 déjà connues et étudiées. Il est limité par le premier, le deuxième et le troisième cercles décrits à propos des figures 1, 1 *bis*, 1 *ter*. Ce segment est le plus important à connaître. Dans ce segment se meut le fémur en flexion et abduction ordinaires, flexion et abduction du côté des pieds.

Le deuxième segment est limité par le troisième, le quatrième et le cinquième cercles. Nous l'avons déjà vu figures 10 et 11 ; on l'aperçoit également à droite de la figure 6. Dans ce segment le fémur se meut en abduction négative, et en flexion du même côté, flexion et abduction du côté de la tête.

Dans le troisième, où le fémur passe rarement à l'état normal et quelquefois à l'état pathologique, c'est l'adduction et la flexion ordinaires, du côté des pieds.

Dans le quatrième peut théoriquement se mouvoir le fémur en adduction négative, et flexion du même côté, c'est-à-dire du côté de la tête.

VI. Extension. — Ce qu'on nomme habituellement Hyperextension

Le sujet étant couché sur le dos, les jambes

horizontales et dépassant le bord de la table, figure 13, une jambe étant tenue horizontale et l'autre abandonnée à elle-même, cette dernière tombe au dessous du plan de la table; on dit qu'il y a hyper-extension. Ce mouvement est très limité.

Dans la figure 13 le fémur est à environ 15 degrés au-dessous du plan de la table, et n'est pas écarté en dehors. C'est l'extension *plus 15 degrés*, sans abduction. Cela s'écrit : E + 15, AB 0. (Sur la figure 13 il faut lire 15 et non 25).

Mais le fémur peut être écarté du plan médian tout en étant au-dessous du plan de la table. Il y a, dans ce cas, extension + et abduction. Si, par exemple, le fémur est à 15 degrés au-dessous de la table, avec 30 d'abduction j'écris : E + 15, AB 30.

J'applique donc au fémur au-dessous du plan de la table les mêmes considérations qu'au fémur en flexion et abduction ordinaires.

VII. — Rotation

La rotation est un mouvement dans lequel le fémur tourne sur son axe comme une clef dans une serrure. La rotation existe rarement seule. Quand elle est associée à la flexion ou à l'abduction elle est très difficile à apprécier parce qu'on manque de point de repaire extérieur au fémur.

Il me semble que le fémur a une tendance naturelle à prendre une rotation externe égale à l'abduction. Exemple : quand le fémur a une abduction de

30 degrés, la position naturelle serait, en même temps, 30 degrés de rotation.

Mais cette tendance est souvent contrariée, soit par le poids de la jambe et du pied, soit par la main de l'expérimentateur qui soutient le membre inférieur, soit par le chirurgien qui, avec intention, dirige la tête fémorale de tel ou tel côté. (Le sujet est toujours supposé couché).

Dans les conditions ci-dessus (c'est-à-dire le fémur étant supposé à 30 degrés d'abduction avec 30 degrés de rotation), que se passe-t-il si l'expérimentateur ramène le fémur à 0 de rotation, tout en conservant 30 d'abduction ? Il se passe ceci : Il y a bien en effet 0 de rotation, mais ce 0 de rotation représente 30 degrés de rotation interne par rapport à la rotation que le fémur aurait prise si on lui avait laissé prendre sa position naturelle.

Cette question est importante à propos du traitement de la luxation congénitale où on cherche à diriger ce qui reste de la tête fémorale vers l'os iliaque de façon à y creuser une cavité. Dans un article paru, il y a quelques années, dans la *Presse médicale*, le Dr Ducroquet, dont la compétence particulière sur ce sujet est reconnue de tous, a montré comment il convenait de combiner l'abduction et la rotation.

*
* *

Les mouvements de la hanche sont difficiles à préciser; en effet, il n'est pas toujours possible de séparer la flexion, l'abduction et la rotation. Le meilleur procédé est d'étudier d'abord les mouvements sur l'épaule où tout est plus simple ; on fait ensuite la comparaison entre l'épaule et la hanche.

Pour éviter toute cause d'erreur, il est utile, à mesure qu'on étudie un mouvement sur le sujet, de le répéter sur un cadre de bois où évolue une tige à quatre faces, analogue à un gros carré à rayer le papier, et sur laquelle on a fixé des points de repaire.

Je me suis servi également de grandes plaques carrées de carton, de 40 centimètres de côtés, sur lesquelles j'ai tracé et inscrit les 90 degrés du quart du cercle.

Trois de ces plaques, représentées dans les figures 1, 1 *bis*, 1 *ter*, et réunies ensemble, limitent l'aire dans laquelle se meut le fémur en flexion et abduction ordinaires.

D'autres plaques m'ont servi pour le quatrième et le cinquième cercle. Ajustées contre la plaque sur laquelle est inscrit le troisième cercle vertico-transversal, elles limitent l'abduction négative et la flexion du même côté.

D'autres plaques mobiles suivent la tige représentant le fémur dans ses déplacements.

Pour avoir l'aire dans laquelle se meut le fémur en flexion et abduction ordinaires, j'ai coupé une boule en huit.

Sur une grosse sphère de bois, j'ai tracé les cercles d'abduction et de flexion des figures 3, 4, 5, 6, et 11,

Sur une autre sphère, j'ai tracé la figure 12.

Si le lecteur, que cette question intéresse, veut bien procéder comme je viens de dire, il verra combien cette étude est simple avec des objets mobiles ou en relief.

Conclusions : 1° Le sujet étant supposé couché, l'abduction est l'angle formé par l'axe du fémur avec le *plan* médian vertical antéro-postérieur divisant le corps en deux parties droite et gauche. Ceci est admis sans contestation par tous les auteurs.

2° Le sujet étant toujours supposé couché, on doit, par analogie, donner le nom de flexion à l'angle que fait l'axe du fémur avec un *plan* horizontal et parallèle au plan de la table et pas à autre chose.

Dans quelques traités de chirurgie, on dit, dans certains cas, que le fémur est en flexion sur l'axe du corps. Bien que les auteurs prennent la peine de spécifier de quelle flexion ils parlent, cela constitue une regrettable confusion. Cela oblige à nommer flexion l'angle formé par le fémur tantôt avec un plan, tantôt avec un axe.

3° Dans la flexion et l'abduction ordinaires le fémur se meut dans un huitième de sphère limité par trois plans, l'un vertical, l'autre horizontal, le troisième vertico-transversal.

4° Lorsque le fémur a dépassé le plan vertico-transversal divisant le corps en deux moitiés inférieure et supérieure (côté pieds, côté tête), il se meut dans un autre huitième de sphère que, pour distinguer du précédent, je nomme segment d'abduction négative.

5° En traçant sur un segment de sphère les cercles d'abduction et les cercles de flexion, on lit la position du fémur, en un point quelconque, comme on lit la latitude d'une localité sur une sphère terrestre.

Il est toujours nécessaire de préciser la flexion et l'abduction quand bien même l'une d'elles est à 0.

6° Pour chaque degré de flexion il existe une abduction possible, et plus ou moins étendue ; mais il existe aussi une abduction impossible en conservant toujours ce même degré de flexion.

De même, pour chaque degré d'abduction il existe une flexion possible et plus ou moins étendue ; mais il existe également une flexion incompatible avec ce même degré d'abduction.

C'est ce que je nomme la flexion et l'abduction compatibles.

7° Cette flexion et cette abduction compatibles sont déterminées par les arcs de cercle des figures 3, 4, et 5.

Les tableaux 1 et 2 en sont les barèmes.

8° Les mêmes considérations s'applique au fémur quand il se meut soit dans le segment d'abduction négative, soit dans les segments d'adduction, soit au-dessous du plan de la table (le sujet toujours supposé couché).

9° Pour éviter toute confusion il est utile d'employer toujours le même langage.

J'ai donc numéroté d'une façon analogue les cercles parcourus par le fémur soit dans le segment d'abduction ordinaire (côté pieds), soit dans le segment d'abduction négative (côté tête).

De la sorte les zéros de l'un et l'autre côté se trouvent dans une position symétrique ; de même aussi les degrés vont en décroissant, à partir de 90, de quelque côté qu'on étudie les mouvements de la hanche.

10° En ce qui concerne la rotation, il me semble avoir constaté que le fémur a une tendance naturelle à prendre une rotation externe égale à l'abduction. Mais cette tendance est souvent contrariée, soit par le poids de la jambe et du pied, soit par l'expérimentateur qui soutient la jambe, soit par le chirurgien qui, intentionnellement, cherche à diriger la tête du fémur dans telle ou telle direction.

Restent à construire des appareils pratiques pour mesurer la flexion, l'abduction et la rotation, sur le sujet.

Angers, imp. J. Siraudeau. — 11-2482

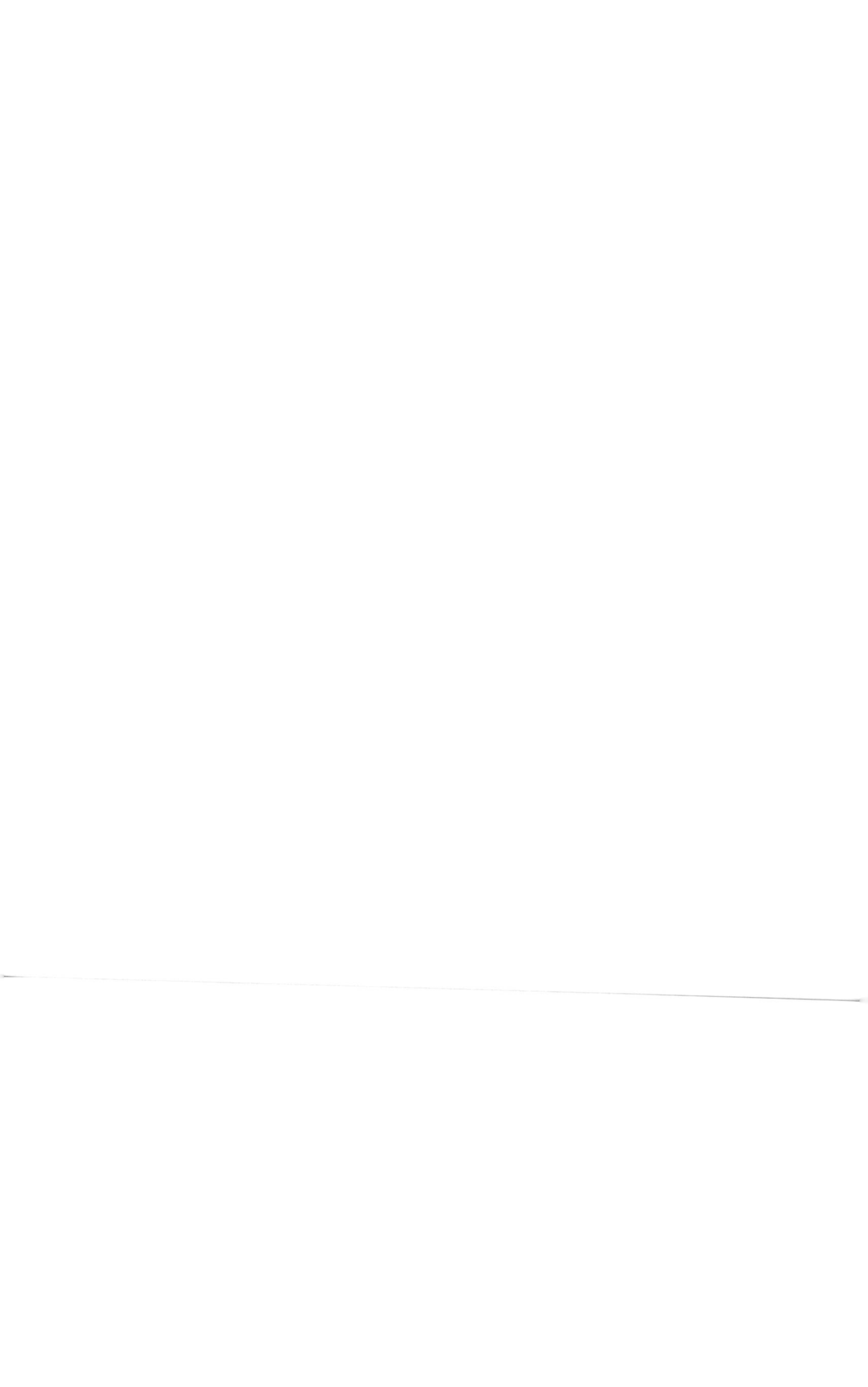

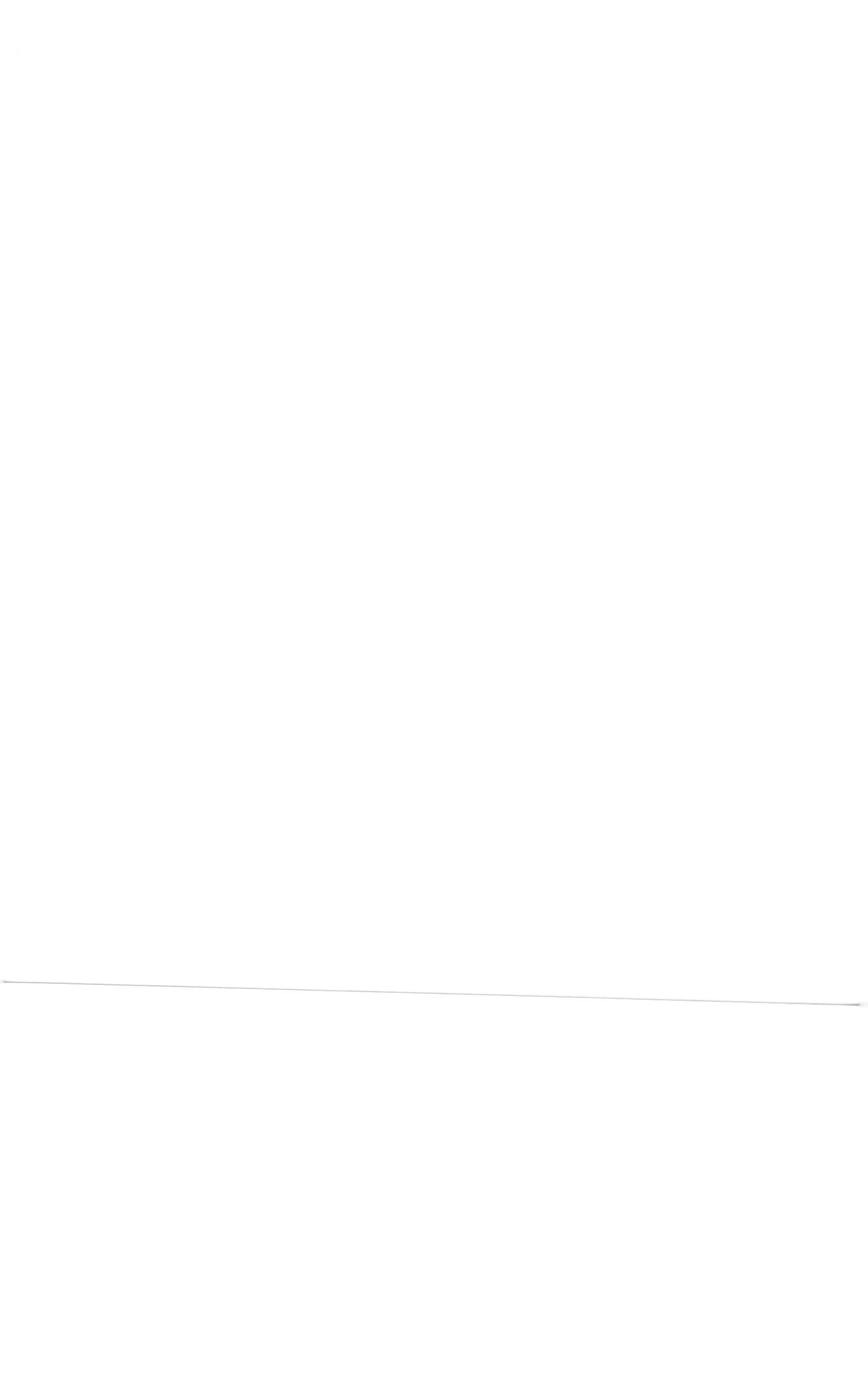

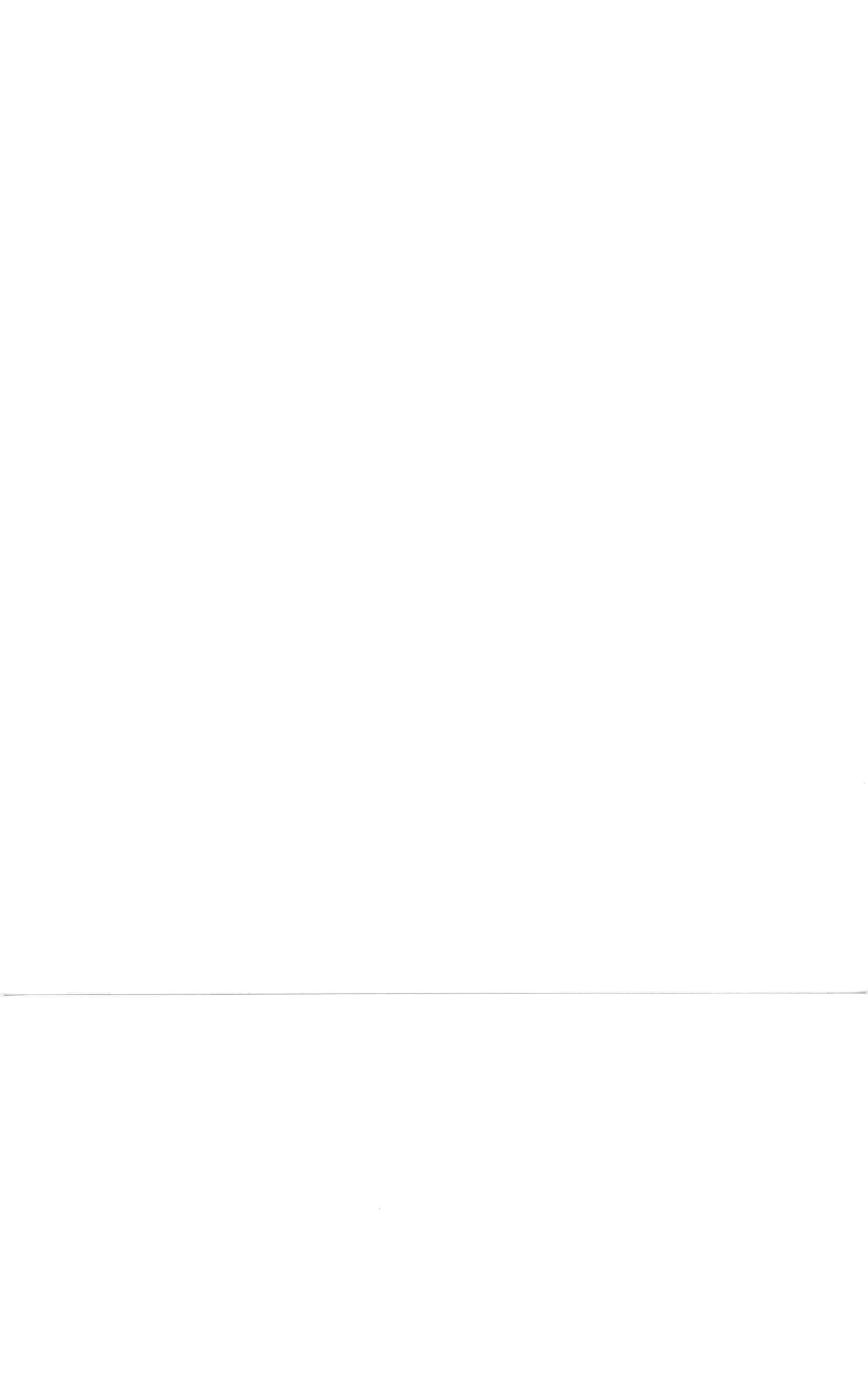

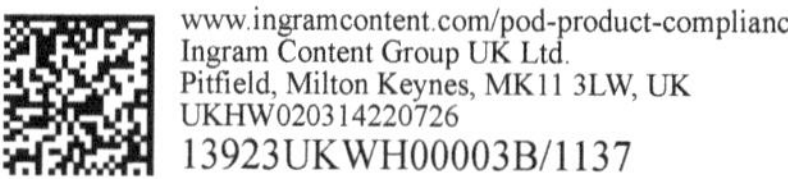
www.ingramcontent.com/pod-product-compliance
Ingram Content Group UK Ltd.
Pitfield, Milton Keynes, MK11 3LW, UK
UKHW020314220726
13923UKWH00003B/1137

9 782019 242589